Sanika Vaje
Manjushri Waingade

LASERS NA LEUCOPLASIA ORAL

Sanika Vaje
Manjushri Waingade

LASERS NA LEUCOPLASIA ORAL

ScienciaScripts

Imprint

Cover image: www.ingimage.com

This book is a translation from the original published under ISBN 978-620-8-11703-0.

Publisher:
Sciencia Scripts
is a trademark of
Dodo Books Indian Ocean Ltd. and OmniScriptum S.R.L publishing group

120 High Road, East Finchley, London, N2 9ED, United Kingdom
Str. Armeneasca 28/1, office 1, Chisinau MD-2012, Republic of Moldova, Europe
Printed at: see last page
ISBN: 978-620-8-23115-6

Índice

Eficácia do LASER no tratamento da leucoplasia oral

Introdução

As doenças orais potencialmente malignas (OPMD) são condições que precedem a ocorrência do carcinoma espinocelular oral, que são lesões carateristicamente confinadas à mucosa sem invasão. Foi descrita e estudada uma série de doenças da mucosa oral com um risco elevado de transformação maligna. Estas doenças incluem a leucoplasia, a eritroplasia, o líquen plano oral, a fibrose submucosa oral, a queilite actínica, as lesões palatinas do tabagismo invertido, o lúpus eritematoso discoide e algumas doenças hereditárias, como a disqueratose congénita e a anemia de Fanconi. Entre as OPMDs, a leucoplasia oral (OL) é o tipo mais comum. [1, 2]

Leucoplasia oral

A Organização Mundial de Saúde (OMS) definiu pela primeira vez a **leucoplasia oral** como uma mancha ou placa branca que não podia ser caracterizada clínica ou patologicamente como qualquer outra doença [3]. Num seminário coordenado pela OMS em 2005, a **expressão "doença potencialmente maligna"** foi a preferida, tendo o grupo de trabalho concordado que o termo leucoplasia deveria ser utilizado para reconhecer "placas brancas de risco questionável, tendo excluído (outras) doenças ou perturbações conhecidas que não implicam um risco acrescido de cancro" [4, 6]

Em maio de 2005, a OMS, em colaboração com o centro para o cancro oral e pré-cancro do Reino Unido, substituiu o termo "lesões pré-cancerosas" por "perturbações potencialmente malignas" (PMD), que incluem, entre outras doenças, a leucoplasia oral (OL). [19]

Em 2012, foi proposta uma nova definição que parece mais oportuna, uma vez que inclui a confirmação histológica "Uma lesão ou placa predominantemente branca de comportamento questionável, tendo excluído, clínica e histopatologicamente, qualquer outra doença ou perturbação branca definível". Esta ainda não foi avaliada pela OMS, mas tem boas hipóteses de ser aceite. [131]

Em 2017, Villa [20] utilizou o termo leucoplasia para descrever uma lesão branca que é pré-cancerosa, enquanto recentemente a OMS a definiu como "uma placa branca de risco questionável, tendo excluído (outras) doenças ou perturbações conhecidas que não implicam um risco acrescido de cancro".

É uma das várias lesões orais potencialmente malignas, incluindo a eritroplasia e a fibrose submucosa. Como tal, é essencial que seja reconhecida devido à sua potencialidade pré-maligna e gerida em conformidade e de forma diferente de outras lesões brancas. Existe uma confusão contínua sobre a utilização do termo leucoplasia, especialmente sobre como gerir a leucoplasia num doente cujo diagnóstico revela "hiperqueratose sem evidência de displasia".

Também não existe consenso sobre as diretrizes para a gestão e tratamento das lesões displásicas, muito menos das leucoplasias sem displasia.

O LM, que ocorre maioritariamente em homens de meia-idade, é uma das doenças mais comuns da mucosa oral, com uma prevalência de 1-5%, além de ser uma doença oral potencialmente maligna (OPMD) reconhecida mundialmente, com uma ampla gama de incidência de transformação maligna entre 10-36% [6]. A taxa de transformação maligna depende do tempo de acompanhamento e de factores demográficos [7]. O principal fator etiológico da leucoplasia oral é o consumo de tabaco. Numa revisão de González-Moles et al. (2018) [8], observou-se que os fumadores apresentam um risco sete vezes maior de desenvolver leucoplasia em comparação com os não fumadores, e que este valor aumenta progressivamente em relação ao número de anos de consumo e à quantidade de tabaco utilizada diariamente [9].

A primeira linha na gestão do OL é a eliminação dos factores contributivos, como o tabagismo, o consumo de tabaco, o abandono da betel quid e a redução ou a retirada completa do consumo de álcool. A cessação completa do consumo de tabaco pode ter implicações substanciais no prognóstico. A linha de tratamento também se baseia na gravidade da lesão, incluindo o seu local, tamanho e localização, com qualquer displasia associada. [10]

O OL é gerido por várias modalidades de tratamento, tanto médico como cirúrgico. O objetivo do OL é reverter ou erradicar totalmente as alterações que ocorreram na mucosa oral. As intervenções médicas atualmente utilizadas para prevenir a transformação maligna no LH, com sucesso variado, incluem o tratamento cirúrgico (crioterapia, tratamento a laser e cirurgia com bisturi a frio), a terapia fotodinâmica e a quimioterapia (vitamina A e retinóides, beta-caroteno ou carotenóides, medicamentos anti-inflamatórios não esteróides e extractos de ervas, bleomicina e inibidor de Bowman-Birk) [10, 6]

As opções de tratamento cirúrgico para as lesões leucoplásicas podem incluir a excisão com bisturi, a eletrocoagulação, a crioterapia e a terapia com laser. A amplificação da luz por emissão estimulada de radiação (LASER) utiliza a amplificação ótica para criar luz através da emissão estimulada de radiação electromagnética. Os lasers descritos anteriormente para o tratamento da leucoplasia são os seguintes Laser de CO2, laser de granada de ítrio e alumínio dopado com érbio (Er: YAG), laser de granada de ítrio e alumínio dopado com neodímio (Nd: YAG), laser de díodo e laser de titanil fosfato de potássio (KTP). [12, 13, 14, 15]

Dado que se trata de uma lesão assintomática, o procedimento de tratamento consiste em evitar a transformação maligna. Foram consideradas várias abordagens de tratamento diferentes, que incluem a excisão de segurança, o tratamento farmacológico e a ausência de intervenção. No entanto, até à data, não existem provas de qualquer tratamento que seja eficaz na prevenção do desenvolvimento subsequente de cancro oral. [4]

No entanto, nenhum tratamento demonstrou prevenir a recorrência ou reduzir significativamente o desenvolvimento maligno em estudos de acompanhamento a longo prazo. [8, 5]. Dado que a cirurgia laser está associada a baixas taxas de complicações intra e pós-operatórias, a cirurgia laser é um dos tratamentos cirúrgicos mais comuns para o OL. [8]

As principais vantagens da cirurgia a laser são a remoção selectiva da lesão e o mínimo de danos nos tecidos saudáveis circundantes, a excelente cicatrização da ferida pós-operatória e a ausência de cicatrizes visíveis. Além disso, a cirurgia a laser pode ser realizada em regime de ambulatório, com grande visibilidade no campo operatório, precisão, melhor controlo das infecções, ausência de danos térmicos, eliminação da bacteriemia, período cirúrgico e pós-cirúrgico quase sem sangue e necessidade mínima de anestesia. [16,8]

Uma série de estudos tem-se dedicado a investigar os resultados clínicos do OLK tratado com laser; no entanto, os resultados variam entre os estudos, especialmente no que diz respeito à recorrência e à transformação maligna. Nesta revisão, descrevemos e elaboramos a transformação maligna do OL tratado com laser e investigamos a associação entre a sua transformação maligna e tipos de factores de risco relacionados, como o sexo, a classificação clínica e o grau de displasia epitelial.

Diagnóstico diferencial

As lesões brancas orais, incluindo a leucoplasia, são frequentemente encontradas na prática diária dos prestadores de cuidados de saúde oral.

São frequentemente investigados através de um exame de biópsia para excluir a presença de alterações displásicas ou de cancro. [17]

A maioria das lesões brancas são queratoses de fricção benignas ou queratoses de condições inflamatórias (por exemplo, líquen plano (LP)) e o diagnóstico é normalmente evidente a partir da histopatologia.

É necessário um historial cuidadoso, exames clínicos e histopatológicos de todas as lesões brancas por um patologista oral e maxilofacial para obter o diagnóstico final.

É extremamente importante diagnosticar com precisão e diferenciar entre condições queratóticas reactivas ou inflamatórias e Leucoplasia Verdadeira (LT).

Devido à sua natureza pré-cancerosa, o tratamento da LT deve ser efectuado através de um acompanhamento rigoroso ou da remoção completa. [20]

Nem todas as lesões queratóticas brancas na mucosa oral são OL, tal como referido na definição da OMS.

- A mucosa oral torna-se branca pelas seguintes razões: [20]
  - Produção excessiva de queratina em resposta a uma lesão (por exemplo, fricção ou mordedura).
  - Excesso de produção de queratina intrínseco a doenças queratóticas benignas (por exemplo, genodermatoses) ou displasia.

- Espessamento do epitélio (acantose).
- Danos nas células epiteliais devido a lesões por contacto direto e/ou identificável

Table 1 Classification of white lesions of the oral cavity

Developmental	Cannon White Sponge Nevus Hereditary Benign: intraepithelial dyskeratosis Other Congenital: genodermatoses (e.g. pachyonychia congenita)
Reactive or Frictional	Leukoedema Contact desquamation Frictional Keratosis: MMO, BARK Hairy Tongue Associated with tobacco use: nicotinic stomatitis, smokeless tobacco keratosis
Infectious	Candidiasis Hairy leukoplakia (associated with EBV)
Immune Mediated	LP Lichenoid lesions Benign migratory glossitis
Autoimmune	Lupus erythematosus Chronic graft vs. host disease
Metabolic	Uremic stomatitis Palifermin-associated hyperkeratosis
Malignant and OPMD	Keratosis of unknown significance (KUS) Dysplastic leukoplakia SCC Verrucous carcinoma

Epidemiologia

A prevalência estimada de OL, a nível mundial, é de aproximadamente 2%.

No entanto, quando considerado em relação a uma taxa anual de transformação maligna de 1%, este valor de prevalência resultaria no desenvolvimento de cancro oral em 20 por 100.000 habitantes por ano.

Obviamente, este valor da incidência do cancro, baseado apenas na transformação maligna do OL, é demasiado elevado. Provavelmente, a prevalência do OL deve ser fixada num valor mais realista, inferior a 0,5%.

Existem algumas diferenças geográficas no que diz respeito à distribuição por género. A leucoplasia é seis vezes mais comum entre os fumadores do que entre os não fumadores.

O álcool é um fator de risco independente, independentemente do tipo de bebida ou do padrão de consumo. Existem resultados contraditórios de estudos relacionados com o possível papel da infeção pelo vírus do papiloma humano. [21]

Aspectos clínicos

A leucoplasia pode afetar qualquer local da cavidade oral e orofaríngea. Clinicamente, as leucoplasias dividem-se em lesões homogéneas e não homogéneas.

O tipo homogéneo é geralmente uma placa branca fina, plana e uniforme com pelo menos uma área bem demarcada com ou sem fissuras.

O tipo não homogéneo foi definido como uma lesão mista de branco e vermelho, que pode ser irregularmente plana (salpicada) ou nodular "eritroleucoplasia".

A eritroleucoplasia pode ser incorretamente diagnosticada como OLP devido aos seus componentes branco e vermelho. No entanto, outros sinais clínicos podem orientar o médico para o diagnóstico correto.

A eritroleucoplasia não apresenta as alterações reticulares brancas típicas e é geralmente unilateral e associada a placas brancas bem demarcadas.

A leucoplasia verrucosa é mais um tipo de leucoplasia não homogénea. Embora a leucoplasia verrucosa tenha normalmente uma aparência branca uniforme, a sua textura verrucosa é a caraterística que a distingue da leucoplasia homogénea (plana). A leucoplasia verrucosa é clinicamente indistinguível do aspeto clínico do carcinoma verrucoso.

A Leucoplasia Verrucosa Proliferativa (PVL) é um subtipo de leucoplasia verrucosa, caracterizada por uma apresentação multifocal, resistência ao tratamento e uma elevada taxa de transformação maligna. A PVL parece ser mais prevalente em mulheres idosas. Pode ou não existir um historial de consumo de tabaco. [17]

As áreas de firmeza ou endurecimento devem ser sempre submetidas a um exame de biopsia periódico. A PVL é normalmente multifocal ou afecta áreas contíguas e caracteriza-se por uma progressão e disseminação incessantes, sendo a gengiva o local mais frequentemente afetado. [21, 22] A maioria dos casos de PVL não é homogénea, com uma aparência verrucosa, nodular ou semelhante à eritroleucoplasia.

À semelhança da eritroleucoplasia, a forma eritroleucoplaquica da PVL pode ser incorretamente diagnosticada como LP porque é multifocal e bilateral.

Múltiplos exames de biópsia não mostram evidência de displasia citológica, mas frequentemente exibem hiperplasia verrucosa, hiperqueratose ou paraqueratose com atrofia epitelial.

Existem muitas diferenças entre as lesões localizadas do OL.

Nível de certeza

A leucoplasia é sobretudo utilizada como um termo clínico.

O diagnóstico provisório é efectuado quando uma área predominantemente branca ao exame clínico não pode ser claramente diagnosticada como qualquer outra doença da mucosa oral, sendo a sua definição normalmente modificada após a avaliação histopatológica.

"Por exemplo, uma impressão clínica de leucoplasia no exame de biópsia pode mostrar candidíase, queratose por picada ou LP; conhecer os critérios de diagnóstico das outras lesões pode ajudar a reconhecer o tipo de lesão". [21]

Lesion	Main diagnostic criteria
Aspirin burn	History of local application of aspirin tablets
Candidiasis, pseudomembranous	Clinical aspect (pseudomembranes, often symmetrical pattern)
Frictional lesion	Presence of mechanical irritation (e.g. habit of vigorous tooth brushing)
Hairy leukoplakia	Clinical aspect (bilateral localization on the tongue); histopathology (EBV)
Leukoedema	Clinical aspect (symmetrical pattern)
Linea alba	Clinical aspect (location on the line of occlusion in the cheek mucosa)
Lupus erythematosus	History of skin lesions; clinical appearance (bilateral pattern); histopathology
Morsicatio (habitual chewing or biting of the cheek, tongue, lips)	History of habitual chewing or biting; clinical aspects
Papilloma and allied lesions	Clinical aspect; histopathology
Syphilis, secondary 'mucous patches'	Clinical aspect; demonstration of T. pallidum; serology
Smoker's palate (nicotinic stomatitis)	Clinical aspect; history of smoking
Snuff induced lesion	Clinical aspect; site where snuff is placed

O termo leucoplasia pode ser utilizado com diferentes níveis de certeza (fator C).

De acordo com Van der Waal (2015), quatro etapas de certeza podem ser úteis no diagnóstico de OL: C1 e C2 que são termos clínicos e C3 e C4 que são termos clinicopatológicos. [21]

O diagnóstico de OL é assim efectuado após a exclusão de outras doenças, sendo recomendada uma biopsia quando não é possível identificar outras doenças.

A doença é diagnosticada como um OL com ou sem displasia epitelial.

Foi recomendado que se fizesse uma distinção entre um diagnóstico clínico provisório de OL e um diagnóstico definitivo. Aparentemente, a recomendação de utilizar um fator de certeza não foi amplamente aceite na literatura recente, embora seja uma prática comum utilizar esse fator nos registos de cancro. [21]

C_1	Evidence from a single visit, involving inspection and palpation, including a clinical picture of the lesion, 'provisional clinical diagnosis'.
C_2	No evidence of resolution following elimination of etiological factors (eg. mechanical irritation) over 2- 4 weeks of follow-up or in the absence of any other etiological factors. 'definitive clinical diagnosis'.
C3	As C2, but complemented by pretreatment incisional biopsy in which, histopathologically, no definable lesion is observed, 'provisional histopathological diagnosis'.
C4	Evidence from histopathological examination of completely excised lesions, 'definitive histopathological diagnosis'.

ESTADIAMENTO E CLASSIFICAÇÃO DA LEUCOPLASIA ORAL

Para efeitos de um sistema de notificação normalizado da gestão do OL, recomenda-se vivamente o estadiamento e a classificação.

O tamanho, a idade, o sexo, os factores causais, a histopatologia e a localização do OL devem ser tidos em consideração no momento do diagnóstico.

De acordo com o plano de tratamento, se a gestão do OL for efectuada apenas através de acompanhamento clínico (observação), deve ser tido em consideração o tamanho, a cor e/ou a textura da lesão individual.

Os subtipos clínicos de OL podem não ser úteis, uma vez que a aparência clínica do OL pode variar e nem sempre permite uma classificação clara.

Considerando a avaliação após a intervenção cirúrgica, a biopsia revela que o sistema de estadiamento é uma consideração importante; e depende principalmente do tamanho e da patologia.

O sistema tem em conta a pontuação patológica mais elevada no caso de biópsias múltiplas de lesões únicas ou múltiplas de OL e o tamanho mais baixo se houver alguma incerteza na consideração da categoria de tamanho.

Para efeitos de classificação e estadiamento, recomenda-se o registo da dimensão de um único OL e a soma das dimensões de vários OL.

O subsítio oral deve ser especificado de acordo com os códigos da Classificação Internacional de Doenças Aplicada à Medicina Dentária e Estomatologia (CID-DA) para a cavidade oral

Neste sistema, foram propostas três categorias de tamanho, análogas ao sistema TNM do cancro oral:

I. L representa a dimensão de um OL único ou múltiplo da seguinte forma:

L1 < 2cm

L2 = 2-4cm

L3 > 4cm

Tamanho Lx não especificado.

II. P representa a patologia do OL da seguinte forma:

P0 Sem displasia epitelial

P1 Displasia ligeira ou moderada

P2 Displasia grave

Px Ausência ou presença de displasia não especificada

<u>III. Por conseguinte, foram propostas quatro fases neste sistema:</u>

Fase I L1 P0

Estádio II L2 P0

Fase III L3 P0 ou L1 L2 P1

Estádio IV L3 P1 ou qualquer L P2

PROGNÓSTICO DA LEUCOPLASIA ORAL

Várias lesões da mucosa oral têm um potencial de transformação maligna; as lesões brancas mais comuns têm o menor risco de transformação maligna.

Os médicos irão observar muitas lesões brancas orais, mas poucos carcinomas.

No entanto, devem ser capazes de reconhecer lesões de risco particular; várias caraterísticas ajudam a avaliar a probabilidade de transformação maligna.

A precisão desta previsão é baixa, mas o processo de identificação das lesões "de risco" é fundamental para o diagnóstico e o planeamento do tratamento. São enumerados factores importantes e deve procurar-se informação sobre cada um deles.

O melhor preditor do potencial de transformação maligna é o grau de displasia observado histologicamente.

Por esta razão, poucas lesões serão já malignas, pelo que a biopsia das manchas brancas é obrigatória.

O termo displasia (literalmente, crescimento anormal) é dado às anomalias citológicas observadas tanto nas células malignas como nas pré-malignas.

A pré-malignidade distingue-se da malignidade apenas pela invasividade e libertação de metástases. É de salientar que as implicações da displasia epitelial são bastante diferentes da displasia fibrosa, na qual não existe risco de alteração carcinomatosa.

A queratinização de células profundas (disqueratose) refere-se a células individuais que começam a queratinizar-se antes de a superfície ser atingida e mostram uma alteração eosinofílica profundamente no epitélio. Com a perda de aderência intercelular, as células separam-se. No cório está normalmente presente um infiltrado linfoplasmocitário de intensidade muito variável.

A displasia é normalmente classificada como ligeira, moderada ou grave como guia para o tratamento do doente.

"Carcinoma in situ" é um termo por vezes utilizado para a displasia mais grave, em que as anomalias se estendem por toda a espessura do epitélio, um estado por vezes designado graficamente por "alteração de cima para baixo".

Numa lesão deste tipo, podem estar presentes todas as anomalias celulares caraterísticas da malignidade, mas a invasão está ausente.

A avaliação histológica da displasia epitelial oral é notoriamente pouco fiável porque é subjectiva e as alterações não estão correlacionadas de forma fiável com o comportamento. [17]

TRATAMENTO DA LEUCOPLASIA ORAL

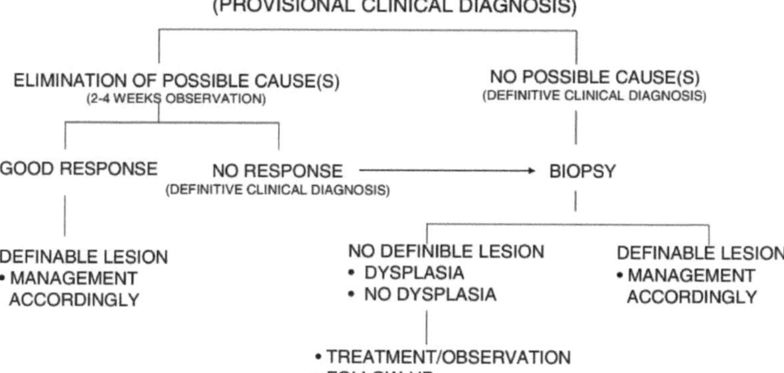

van der Waal I, Schepman KP, van der Meij EH, Smeele LE: Oral Leukoplakia: a clinicopathological review. *Oral Oncol 1997;33(5):291-301*)

Os médicos tratavam o OL com vitamina A, vitamina E e beta-caroteno. Contudo, a toxicidade da vitamina A e a resposta insatisfatória à vitamina E e ao beta-caroteno levaram-nos a interromper a utilização destes medicamentos. [23, 24]

Outras modalidades de tratamento para o OL são a excisão com bisturi ou a electrocauterização e a criocirurgia, para as quais existe uma taxa de recorrência de aproximadamente 33%. [23, 25]

Estudos sobre a utilidade clínica da cirurgia laser no tratamento do OL demonstraram que a cirurgia laser previne não só a recorrência e a transformação maligna, mas também a disfunção pós-operatória. [23, 26]

I. Tratamento não cirúrgico

Para efetuar um tratamento para o OL, deve ser avaliado o grau de displasia epitelial.

No entanto, os LO que apresentam um risco baixo a moderado de transformação maligna podem ou não ser completamente removidos e a decisão deve considerar outros factores, como a localização, o tamanho, no caso dos fumadores, e a cessação tabágica. [25, 29, 30]

Na presença de displasia epitelial moderada ou grave, recomenda-se o tratamento cirúrgico. [29]

O tratamento cirúrgico do OL pode ser efectuado através de cirurgia convencional [27, 28, 31], electrocauterização, vaporização a laser [26, 32] ou criocirurgia. [33, 34]

A taxa de recorrência do OL após tratamento cirúrgico tem sido relatada como variando entre 10 e 35%. [35, 36]

O tratamento não cirúrgico também pode ser considerado para o tratamento do OL. Esta modalidade oferece efeitos adversos mínimos aos doentes, especialmente no caso de doentes com OL disseminado que envolve uma grande área da mucosa oral ou de doentes com problemas médicos e, consequentemente, riscos cirúrgicos elevados. [33, 34, 37, 38]

Além disso, as vantagens potenciais do tratamento não cirúrgico do OL incluem uma aplicação fácil que não requer tratamento num centro médico e um custo relativamente baixo. [39]

Carotenóides

Beta-caroteno.

Os carotenóides são um grupo de moléculas extremamente hidrofóbicas com pouca ou nenhuma solubilidade na água. [40]

O beta-caroteno é um carotenoide que se encontra normalmente nos vegetais verde-escuros, cor de laranja ou amarelados, como os espinafres, as cenouras, a batata-doce, a manga e as laranjas. [34]

O beta-caroteno é um precursor da vitamina A.

O único efeito conhecido da ingestão excessiva de beta-caroteno é um estado em que a pele se torna fortemente amarelada, a chamada "carotenodermia", que desaparece em poucas semanas após a redução do consumo. [40, 41, 42]

Noutros estudos, a dieta suplementar à base de beta-caroteno provocou dores de cabeça e dores musculares em alguns dos pacientes.

Os doentes com OL podem ser tratados com beta-caroteno em doses orais de 90 mg/dia, durante três ciclos de 3 meses.

A utilização de beta-caroteno tem sido recomendada para prevenir o OL e, possivelmente, o cancro oral [43,54]. [43, 54] Os potenciais benefícios e efeitos protectores contra o cancro estão possivelmente relacionados com a sua ação antioxidante. [44, 45]

Esta função é conseguida através de uma ligação entre o beta-caroteno e o oxigénio, que é uma molécula reactiva instável, diminuindo assim os efeitos nocivos dos radicais livres. [45, 46]

Uma dieta suplementada com beta-caroteno pode prevenir alterações na mucosa oral, especialmente em pacientes fumadores, que apresentam níveis séricos baixos de vitamina C e beta-caroteno quando comparados com não fumadores.

Foi também demonstrado que o beta-caroteno tem uma melhor resposta clínica terapêutica na prevenção de lesões do OL em doentes fumadores do que nos não fumadores. [47]

O licopeno é um carotenoide sem ação de provitamina A. Trata-se de um pigmento vermelho lipossolúvel que se encontra em alguns frutos e legumes; a maior fonte conhecida de licopeno é o tomate. [49]

Existe uma relação positiva entre o consumo de licopeno e a redução do risco de desenvolvimento de doenças degenerativas causadas pelos radicais livres, como o cancro e as doenças cardiovasculares. [50, 51]

A suplementação de licopeno (8 mg/dia e 4 mg/dia) num período de três meses reduz a hiperqueratose. [54]

Não foi observado qualquer efeito tóxico sistémico significativo do licopeno e não há provas de efeitos secundários do tratamento com licopeno. [50]

Vitaminas

Ácido L-Ascórbico (L-AA) (Vitamina C):

A chamada vitamina C encontra-se nos citrinos, como o kiwi, os morangos, a papaia e a manga. [55]

Sugere-se que é necessária uma ingestão diária de pelo menos 140 mg/dia para os fumadores, uma vez que estes apresentam geralmente uma redução da concentração de L-AA nos leucócitos séricos. [56]

O L-AA tem propriedades antioxidantes e reage com o superóxido produzido como resultado dos processos metabólicos normais das células.

Esta inativação do superóxido inibe a formação de nitrosaminas durante a digestão das proteínas e ajuda a evitar danos no ADN e nas proteínas celulares. [57]

A toxicidade do L-AA não ocorre, uma vez que a vitamina é hidrossolúvel, e ocorre uma diminuição da eficiência da absorção quando o consumo excede 180 mg/dia. [58]

Não existem estudos sobre a eficácia da utilização de L-AA isoladamente para o tratamento do OL.

α-Tocoferol (AT) (Vitamina E):

É a forma mais comum e mais ativa da vitamina E. O tocoferol é um antioxidante eficaz em níveis elevados de oxigénio, protegendo as membranas celulares da peroxidação lipídica. [59, 60, 61, 62, 63]

Ácido retinóico Ácido 13-cis-retinóico (13-RA): a definição atual de retinoide inclui todos os compostos naturais e sintéticos com uma atividade semelhante à da vitamina A.

O ácido retinóico é obtido a partir do caroteno e de produtos animais, como a carne, o leite e os ovos, que são convertidos no intestino, respetivamente, em retinal e retinol. [47, 48]

O uso de retinóides sistémicos não está indicado em casos de: gravidez ou probabilidade de gravidez, não cumprimento do uso de contraceptivos, amamentação e hipersensibilidade ao parabeno.

Está relativamente contraindicado em casos de: leucopenia, hipotiroidismo (doentes que utilizam bexaroteno), níveis elevados de colesterol e triglicéridos, disfunção hepática e disfunção renal. [48, 50]

Este tratamento não é amplamente aceite devido aos seus efeitos secundários: hipervitaminose, toxicidade, efeitos teratogénicos e alterações em vários sistemas orgânicos. [51] O 13-CRA é o retinoide recomendado para o tratamento do OL.

No entanto, a elevada taxa de recorrência após curtos períodos de interrupção, juntamente com os seus efeitos secundários, são factores limitantes. [44, 65, 66, 67] O OL recidivou após a interrupção da medicação; alguns doentes interromperam o tratamento devido aos seus efeitos secundários.

A fenretinida (4-HPR) ou N-(4-hidroxifenil) retinamida é um análogo da vitamina A que foi sintetizado nos Estados Unidos no final da década de 1960.

Este retinoide apresenta uma acumulação preferencial na mama em vez de no fígado. [68] A utilização sistémica de 4-HPR com 200 mg/dia durante 3 meses demonstrou uma resolução clínica parcial do OL.

Bleomicina

A bleomicina é um antibiótico citotóxico utilizado no tratamento do carcinoma de células escamosas (CEC) da região da cabeça e do pescoço, do esófago e da pele. [69]

Após 12 a 15 aplicações, a mancha branca descolou-se e a superfície crua resultante epitelizou-se nos 14 dias seguintes.

As biópsias repetidas mostraram uma redução significativa da displasia e da queratinização. [47]

A bleomicina tópica no tratamento do OL foi utilizada em doses de 0,5% /dia durante 12 a 15 dias ou 1% /dia durante 14 dias.

Terapia fotodinâmica

A terapia fotodinâmica (PDT) é um método não invasivo para o tratamento de lesões pré-malignas de cancros da cabeça e do pescoço. [70, 71]

O princípio da PDT é uma reação fotoquímica não térmica, que requer a presença simultânea de um medicamento fotossensibilizador (fotossensibilizador), oxigénio e luz visível.

Após um período em que o fotossensibilizador se acumula no tecido alvo, o fotossensibilizador é ativado pela exposição a luz visível de baixa potência com um comprimento de onda específico do fármaco.

A fonte de luz consiste principalmente num laser de díodo portátil e a luz é transmitida através de fibras laser para o tumor ou para dentro dele.

A iluminação do tumor por luz com o comprimento de onda ativador resulta na destruição das células por um processo oxidativo de radicais não livres.

Estas espécies reactivas de oxigénio podem danificar componentes celulares cruciais, como as proteínas estruturais, as enzimas, o ADN e os fosfolípidos.

A PDT é uma reação fotoquímica a frio e os agentes fotossensibilizadores são inerentemente de baixa toxicidade sistémica.

Os danos causados pela TFD curam-se principalmente por regeneração e não por cicatrização. Devido ao princípio de preservação de órgãos da TFD, as estruturas importantes são mantidas por um bom resultado funcional e cosmético. [71, 72]

Nos últimos anos, foram desenvolvidos vários fotossensibilizadores, sendo a hematoporfirina e os derivados da hematoporfirina os primeiros fotossensibilizadores.

Até à data, foram aprovados quatro fotossensibilizadores:

- O Photofrin foi aprovado em muitos países para o tratamento de cancros do esófago e do pulmão.
- O ácido 5-aminolaevulínico (5-ALA) está também aprovado em vários países para o tratamento do cancro da pele.
- Verteporfina para o tratamento da degenerescência macular.
- O Foscan é o único fotossensibilizador que foi aprovado para o tratamento do CEC avançado da cabeça e do pescoço na Europa em 2001. [73]

O 5-ALA é um composto que ocorre naturalmente na via biossintética do heme, que é metabolizado no produto fotossensível "protoporfirina IX".

A principal vantagem do 5-ALA em relação aos fotossensibilizadores sintéticos é o seu rápido metabolismo, o que reduz significativamente o período de fotossensibilidade cutânea, sendo sobretudo indicado em cirurgia da cabeça e pescoço.

O fotossensibilizador é administrado sistemicamente por injeção intravenosa[72]. [72] O 5-ALA só pode ser aplicado topicamente em lesões cutâneas muito superficiais ou em lesões pré-malignas da mucosa oral. Para todas as outras indicações, é obrigatória uma aplicação intravenosa. [73]

II. Tratamento cirúrgico

Embora a remoção de uma lesão ainda pareça ser o método predominante de tratamento pela maioria dos profissionais de saúde relevantes, não foram realizados ensaios controlados aleatórios para testar a hipótese de que a excisão por bisturi ou laser influencia grandemente o potencial de transformação maligna posterior.

O tratamento cirúrgico tem um efeito benéfico. Teoricamente, este efeito pode ser reduzido pela eliminação dos factores de risco, como o consumo de tabaco e de álcool.

No entanto, são necessários mais estudos para provar esta teoria. [74]

O primeiro objetivo na gestão do LH é evitar a transformação maligna e, consequentemente, pode ser adequado considerar os resultados da terapia do LH em termos da incidência esperada do carcinoma espinocelular oral (CEC). [75]

A eliminação ou redução do tamanho da lesão (extensão) não pode ser considerada um indicador aceitável da eficácia do tratamento, uma vez que a recorrência é um evento comum (pode atingir 30% no mesmo ou noutro local da mucosa oral) e não pode ser excluída, uma vez que as lesões recorrentes representam um grupo de alto risco.

Além disso, a alteração histopatológica (ou seja, diminuição ou resolução das caraterísticas displásicas) não pode ser considerada um resultado sólido e útil. [76]

Embora a cirurgia seja a primeira escolha no tratamento do LO pela maioria dos especialistas relevantes [77, 78], a hipótese de que a remoção de lesões orais potencialmente malignas por diferentes técnicas cirúrgicas (bisturi, laser e criocirurgia) pode prevenir o aparecimento de cancro oral permanece não comprovada.

Até à data, existem poucos ensaios clínicos aleatórios controlados que avaliem o tratamento cirúrgico do OL submetido a tratamento cirúrgico (por exemplo, excisão com bisturi) ou a laser.

Os resultados são dificilmente comparáveis devido às diferenças nos critérios de diagnóstico e de inclusão, nos intervalos de tempo de seguimento, nas caraterísticas dos doentes e nas técnicas cirúrgicas utilizadas.

A seleção dos doentes pode ter sido determinada pelo local, tamanho, natureza ou histopatologia da lesão, bem como pela história clínica e pelos desejos dos doentes.

Não há provas de que a incidência de carcinoma oral possa ser diminuída pela remoção cirúrgica do OL. Isto não significa que a remoção cirúrgica deva ser abandonada principalmente para o diagnóstico histológico. [83]

De facto, uma questão importante na discussão do papel da remoção cirúrgica no tratamento do OL é a potencial relevância da biopsia excisional como ferramenta de diagnóstico.

Mesmo que a biopsia excisional do OL não seja eficaz como intervenção de prevenção primária (ou seja, para evitar a transformação maligna), pode ter um papel como intervenção de prevenção secundária. [79, 80, 81]

Excisão cirúrgica com bisturi

A remoção cirúrgica do OL pode não reduzir o risco de transformação maligna [82, 83, 84]. [82, 83, 84] No entanto, a excisão cirúrgica permite a oportunidade de exame para garantir que todas as áreas de displasia foram identificadas e excisadas.

Crioterapia

A crioterapia é a destruição deliberada de tecidos através da aplicação de frio extremo, com cicatrizes mínimas e ausência de hemorragia. [92]

As vantagens clínicas incluem a facilidade de aplicação, a preservação da estrutura inorgânica do osso e uma incidência muito baixa de infeção. Pode ser repetida sem efeitos secundários permanentes. [93, 94]

Talvez a sua maior vantagem seja a sua utilidade em candidatos para os quais a cirurgia está contra-indicada devido à idade ou aos antecedentes médicos.

As desvantagens da crioterapia incluem um grau imprevisível de inchaço e falta de precisão com a profundidade e a área de congelamento. Também depende muito das capacidades e da experiência do operador.

O valor do exame histopatológico de secções congeladas para garantir a eliminação adequada da doença nas margens cirúrgicas, como acontece com o CCEO, pode não ser útil, uma vez que não detectará as áreas de ploidia (se relevantes) e os cirurgiões poderão ter de ser mais agressivos do que a sua prática habitual na excisão da doença. [85, 86]

A técnica básica da crioterapia salienta o arrefecimento rápido, o descongelamento lento e a repetição do processo de congelação para maximizar a destruição dos tecidos. [94]

Os dois métodos reconhecidos são um sistema fechado com a utilização de sondas e óxido nitroso ou um sistema aberto com a utilização de um spray de azoto líquido ou uma ponta de algodão. [92, 94]

A técnica do óxido nitroso é útil para o tratamento de várias lesões benignas e malignas da cavidade oral onde a profundidade da necrose é necessária.

Os sprays de azoto líquido e as zaragatoas de algodão são mais acessíveis aos médicos, mas não são adequados para utilização na cavidade oral.

A sua desvantagem é a falta de controlo sobre a temperatura atingida dentro das células e a área de congelação, o que os torna perigosos para a utilização intra-oral.

Durante o ciclo de congelação, à medida que a temperatura desce, acredita-se que a água extracelular sofre cristalização. Além disso, os lípidos da membrana endurecem a baixas temperaturas, diminuindo a resistência da célula à contração.

À medida que as reservas extracelulares de água diminuem, a concentração de electrólitos aumenta. Para contrariar este gradiente de concentração, a água intracelular move-se para fora da célula e envolve-se no processo de cristalização. Os electrólitos intracelulares atingem níveis tóxicos, que se tornam letais para a célula. A reepitelização ocorre em 7 a 12 dias na boca e em 10 a 20 dias na pele. [95]

A crioterapia não é considerada a primeira linha de tratamento para o OL, a taxa de recorrência registada varia entre 20 e 71,4% e a transformação maligna varia entre 7 e 25%; por conseguinte, a crioterapia não parece ser particularmente benéfica. [26, 87]

Não existe uma disponibilidade clínica generalizada devido ao risco de cicatrizes pós-operatórias, à contração dos tecidos e, sobretudo, à incapacidade resultante de observar sinais de recorrência clínica. [87,89 ,90]

Atualmente, nenhum método físico de excisão local do LH garante a resolução a longo prazo do LH relevante ou a possibilidade de desenvolvimento de CCEO. [91]

Tratamento com laser

O raio laser distingue-se da luz branca pela sua coerência. Quando o feixe laser é focado por uma lente, produz-se uma elevada densidade de potência, porque tem propriedades que não divergem nem interferem. [98]

Foram desenvolvidos vários tipos de feixes laser desde que o laser de rubi foi utilizado clinicamente pela primeira vez em lesões cutâneas.

A energia absorvida provoca a vaporização do fluido intra e extracelular com uma destruição mínima da membrana celular e do tecido circundante. [101, 102]

A cirurgia a laser tem um efeito hemostático [96, 97], o que facilita a manutenção do campo operatório; tem a capacidade de remover lesões com exatidão. [98, 100]

Os danos nos tecidos adjacentes são mínimos, o que reduz as reacções inflamatórias agudas e a dor pós-operatória. Além disso, a cicatrização da ferida após a cirurgia a laser é excelente devido à contração limitada. [97, 98, 99]

Nos últimos 30 anos, tem havido relatos de que, entre as diferentes técnicas cirúrgicas propostas para o tratamento do OL, a cirurgia laser tem recebido a maior atenção.

Infelizmente, tal como acontece com outras técnicas cirúrgicas, a maioria dos estudos tem grandes falhas metodológicas e são muito baixos na hierarquia da evidência. Os lasers de CO2 e KTP têm sido utilizados com várias técnicas de vaporização ou excisão para o tratamento do OL.

As principais vantagens da terapia laser são os potenciais efeitos hemostáticos, a contração limitada dos tecidos e a cicatrização pós-terapia, o que pode permitir o tratamento de lesões de grandes dimensões.

Além disso, a terapia com laser pode reduzir a dor pós-operatória, o inchaço e a infeção. As feridas podem demorar mais tempo a reepitelizar, pequenos granulomas podem complicar a cicatrização e a confirmação histopatológica da natureza da lesão excisada não será possível se tiverem sido utilizadas técnicas de ablação. [103]

A técnica de excisão pode ser efectuada com o laser de CO2 ou com o laser KTP em doentes com um OL localizado que ocorre no campo do epitélio não queratinizado. Na técnica de excisão, foram utilizados os lasers de CO2 e KTP numa aplicação sem contacto.

Como papel, as bordas excisadas da ferida feita pela técnica excisada devem ser suturadas. A técnica de vaporização pode ser efectuada utilizando o laser de CO2 ou o laser de Nd:YAG em doentes que apresentem um OL abrangente, ou OL na gengiva e no palato duro. Nesta técnica, o laser de CO2 deve ser utilizado em modo de não contacto, com uma potência média de saída entre 4 e 10 Watts, enquanto o laser de Nd:YAG deve ser utilizado em modo de contacto, com uma potência média de saída entre 3 e 12 Watts. [32]

Laser

Ao longo de algumas décadas, os lasers não só surgiram como um instrumento de alta tecnologia, mas também como uma ferramenta muito útil em todos os aspectos da nossa vida quotidiana. Foram lentamente incorporados no mundo da medicina dentária com as suas vastas aplicações que abrangeram todos os aspectos da nossa profissão. Quando lhes é dada uma escolha, os pacientes aceitam um tratamento orientado para a máxima preservação dos tecidos, de alta qualidade, minimamente invasivo e confortável, com o mínimo de cuidados e complicações pós-operatórias.

Em 1989, o primeiro modelo de laser concebido especificamente para a profissão dentária ficou disponível para o tratamento de tecidos moles orais. Desde então, foram introduzidos muitos comprimentos de onda diferentes e o profissional pode utilizá-los facilmente em tecidos duros e moles, tanto para cirurgia como para cicatrização. Esta nova tecnologia alarga consideravelmente o âmbito dos procedimentos, tornando-os mais fáceis e mais confortáveis para os pacientes. Encorajados pelas provas cada vez mais numerosas da utilização segura e eficaz dos lasers, há um número crescente de profissionais a adotar a tecnologia e a apreciar a forma como os seus doentes podem beneficiar. [104]

Noções básicas de ciência laser

A palavra LASER é um acrónimo de Light Amplification by Stimulated Emission of Radiation (Amplificação da Luz por Emissão Estimulada de Radiação). A teoria foi postulada por Albert Einstein em 1916. Uma breve descrição de cada uma destas cinco palavras começará a explicar as qualidades únicas de um instrumento laser.

➢ ***Luz:***

A luz é uma forma de energia electromagnética com uma natureza dupla. Comporta-se como uma partícula e viaja em ondas a uma velocidade constante. O pacote básico ou quantum desta partícula de energia radiante chama-se fotão [105]; um fotão é uma partícula estável que só existe quando se move à velocidade da luz no vácuo. Por implicação da teoria da relatividade, não tem massa. Quando desacelerado, deixa de existir e a sua energia transforma-se. A onda de fotões que viaja à velocidade da luz pode ser definida por duas propriedades básicas, como mostra a figura abaixo.

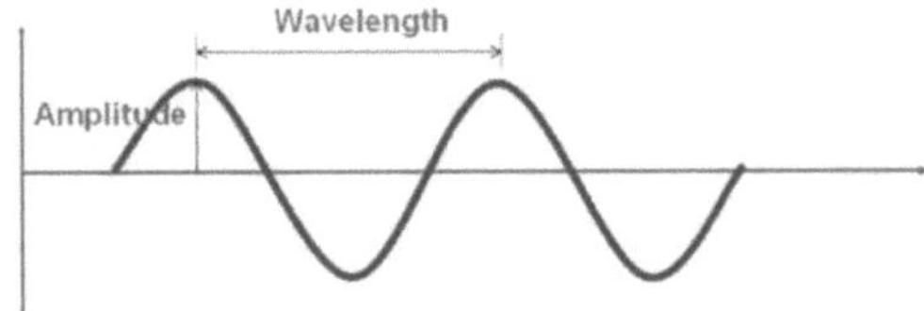

O primeiro é a amplitude, que é definida como a altura vertical da oscilação da onda desde o eixo zero até ao seu pico. Esta propriedade está correlacionada com a quantidade de energia transportada pela onda: quanto maior for a amplitude, maior será a quantidade de energia disponível que pode realizar trabalho útil. A segunda propriedade de uma onda é o comprimento de onda, que é a distância horizontal entre dois pontos correspondentes da onda. Esta medida é muito importante no que diz respeito à forma como a energia do laser é fornecida ao tecido e à interação que ocorrerá. O comprimento de onda é medido em metros; e os lasers dentários têm comprimentos de onda da ordem de unidades muito mais pequenas, utilizando a terminologia de nanómetros (10-9 m) ou microns (10-6 m). À medida que as ondas viajam, oscilam várias vezes por segundo, o que se designa por frequência. A frequência é inversamente proporcional ao comprimento de onda: quanto mais curto for o comprimento de onda, maior será a frequência e vice-versa.

Propriedades da luz e da energia laser

A luz comum produzida por um candeeiro de mesa, por exemplo, é normalmente um brilho branco. A cor branca vista pelo olho humano é, na realidade, uma soma das muitas cores do espetro visível - por exemplo, vermelho, laranja, amarelo, verde, azul e violeta, tal como descrito pela primeira vez por Isaac Newton. A luz é normalmente difusa e não está bem focada.

A energia laser distingue-se da luz normal por duas propriedades. Uma é a monocromaticidade, o que significa que a onda de luz gerada tem uma única cor específica. Para os instrumentos dentários, essa cor é normalmente invisível aos nossos olhos. Em segundo lugar, cada onda tem coerência, idêntica em tamanho físico e forma ao longo do seu eixo, produzindo uma forma específica de energia electromagnética. Esta onda é caracterizada pela coerência espacial - ou seja, o feixe pode ser bem definido; a intensidade e a amplitude do feixe seguem a curva em forma de sino do feixe gaussiano, na medida em que a maior parte da energia se encontra no centro, com uma rápida queda nas extremidades. Existe também coerência temporal, o que significa que a emissão de um único comprimento de onda tem oscilações idênticas ao longo de um período de tempo. O feixe laser final começa na forma colimada e pode ser emitido a uma longa distância dessa forma. No entanto, os feixes provenientes de fibras ópticas divergem normalmente na ponta; e os feixes provenientes de peças de mão "sem ponta" também perdem a sua colimação. Utilizando lentes, os feixes podem ser focados com precisão; e este feixe monocromático e coerente de energia luminosa pode atingir o objetivo do tratamento. [104]

➤ ***Amplificação***

A amplificação faz parte de um processo que ocorre no interior do laser.

No centro do dispositivo encontra-se uma cavidade ótica. O núcleo da cavidade é constituído por elementos químicos, moléculas ou compostos e é designado por meio ativo. Existem dois lasers de meio gasoso utilizados em medicina dentária: Árgon e CO_2 . Os restantes disponíveis são bolachas semicondutoras de estado sólido feitas com várias camadas de metais como o gálio, o alumínio, o índio e o arsénico ou varetas sólidas de cristal de granada cultivadas com várias combinações de ítrio, alumínio, escândio e gálio e depois dopadas com os elementos crómio, neodímio ou érbio. Existem dois espelhos, um em cada extremidade da cavidade ótica, colocados paralelamente um ao outro.

À volta deste núcleo encontra-se uma fonte de excitação, quer seja um dispositivo estroboscópico de lâmpada de flash ou uma bobina eléctrica, que fornece a energia ao meio ativo. Um sistema de arrefecimento, lentes de focagem e outros controlos completam os componentes mecânicos.

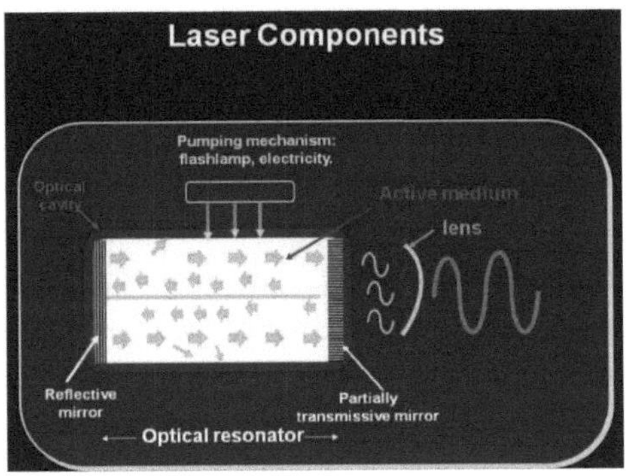

➢ *Emissão estimulada*

Em 1913, Niels Bohr, um físico dinamarquês, desenvolveu o seu modelo de um átomo, aplicando o princípio quântico de Planck. Propôs "órbitas" ou níveis de energia distintos em torno do núcleo do átomo. Bohr descobriu que um eletrão podia "saltar" para um nível mais elevado (e instável) ao absorver um fotão e depois o eletrão regressava a um nível mais baixo (mais estável) ao libertar um fotão [106]. Chamou a isto "emissão espontânea". A nuance desta emissão é que, uma vez que existem vários níveis orbitais possíveis no átomo, o comprimento de onda da emissão fotónica seria determinado pela energia do fotão emitido, de acordo com a equação de Planck.

É também de notar que o fotão emitido terá provavelmente uma direção e uma fase aleatórias. Em termos mais simples, a emissão espontânea pode ser demonstrada quando se liga uma lâmpada eléctrica convencional. O filamento brilha intensamente, emitindo luz e calor à medida que os electrões são excitados para estados de energia mais elevados, regressando depois ao estado fundamental. Durante a emissão dos níveis de energia mais elevados, são produzidos diferentes grupos de comprimentos de onda (por exemplo, luz branca). Um díodo emissor de luz também produz luz espontânea, utilizando um fluxo de electrões energizados que se recombinam no lado positivo da pastilha para produzir luminescência. A cor (comprimento de onda) da luz emitida dependerá da composição química da pastilha do díodo [107].

Em 1916, Albert Einstein postulou a teoria dos lasers [107]. Usando o modelo de Bohr, postulou que durante o processo de emissão espontânea, um fotão adicional, se presente no campo do átomo já excitado com o mesmo nível de excitação, produziria uma libertação de dois quanta. Estes seriam idênticos em fase, direção e comprimento de onda. Além disso, estes fotões de emissão partilhariam propriedades monocromáticas e coerentes - nasce assim um laser.

➢ *Radiação*

As propriedades básicas de uma onda foram discutidas na secção 2.1.2. O espetro eletromagnético (EM) - por outras palavras, todas as frequências e comprimentos de onda da radiação [108] - descreve todo o conjunto da energia das ondas. O EM tem várias regiões com limites aproximados de comprimento de onda ou frequência. Existem sete classes gerais, com ordem crescente de comprimento de onda, para descrever a radiação: Raios gama, Raios X, Radiação ultravioleta, Radiação visível, Radiação infravermelha, Micro-ondas e Ondas de radiofrequência. Estes comprimentos de onda variam em tamanho: os raios gama medem cerca de 10-12 m; no outro extremo do espetro, as ondas de rádio têm comprimentos de onda até milhares de metros. O EM pode ser geralmente dividido em duas divisões: Os raios gama, os raios X e a luz ultravioleta são designados por radiação ionizante, enquanto todos os outros são designados por não ionizantes. Ionizante significa simplesmente que a onda radiante tem energia fotónica suficiente para remover um eletrão de um átomo, e esses comprimentos de onda podem causar alterações mutagénicas no ADN celular. O olho humano responde a comprimentos de onda de aproximadamente 380 a 750 nm, sendo que estes dois números representam o violeta profundo e o vermelho escuro, respetivamente. Esta gama é designada por espetro visível. O termo radiação térmica pode ser aplicado a muitos comprimentos de onda. Por exemplo, uma lâmpada de infravermelhos gera calor; o sol fornece luz e calor; e a ionização presente no plasma também pode produzir temperaturas elevadas.

A energia de um fotão pode ser calculada utilizando a equação de Max Planck. Segundo esta, a energia está diretamente relacionada com a frequência da onda ou é inversamente proporcional ao comprimento de onda. Assim, as radiações gama ou X, com comprimentos de onda muito curtos (entre 10-12 e 10-10 m), têm uma energia muito elevada, enquanto as ondas de rádio (cerca de 3 m a 1 km) têm uma energia significativamente inferior.

Todos os dispositivos de laser dentário disponíveis têm comprimentos de onda de emissão de aproximadamente 0,45 µm, ou 450 nm, a 10,6 µm ou 10.600 nm. Isto coloca-os na parte visível ou na parte invisível não ionizante do espetro eletromagnético. Abaixo está uma representação gráfica desses lasers numa porção do espetro eletromagnético.

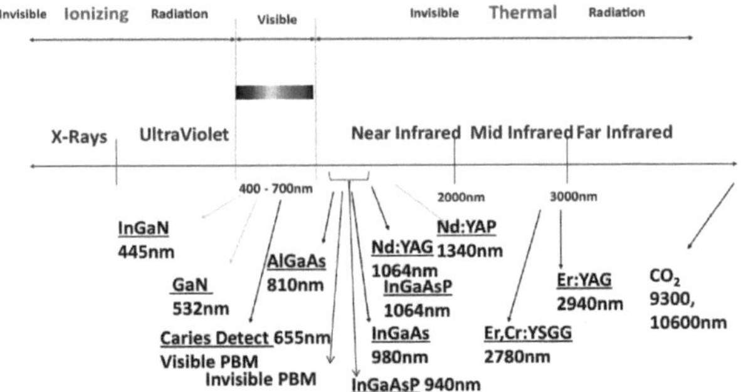

Terminologia importante para a utilização do laser

Term	Definition	Abbreviation
Energy	The ability to do work	J (Joule) or mJ (millijoule)
Fluence	Energy per area	J/cm^2
Power	Work performed over time	W (Watt)
Power density	Power per area	W/cm^2
Beam size	The area of the projected laser beam on the tissue	(Usually measured in microns or millimeters)

Sistemas de entrega de laser

A energia laser pode ser administrada no local da cirurgia por vários meios que devem ser ergonómicos e precisos. Existem três modalidades gerais:

-Uma fibra ótica
-Uma guia de ondas oca
-Um braço articulado

Os instrumentos de comprimento de onda mais curto, como os lasers KTP, de díodo e Nd:YAG, têm um sistema de fibra ótica pequeno e flexível com fibras de vidro nuas ou pontas descartáveis que fornecem a energia do laser ao tecido alvo através de uma peça de mão. Alguns lasers de díodo de baixa potência são oferecidos como unidades "portáteis" com pontas de vidro descartáveis. Os efeitos da fotobiomodulação (PBM) podem ser eficazmente produzidos utilizando uma peça de mão com um diâmetro de feixe muito maior do que o utilizado em procedimentos cirúrgicos.

Os dispositivos de érbio são construídos com fibras de vidro mais rígidas, guias de onda ocas semi-flexíveis ou braços articulados. Os lasers de dióxido de carbono utilizam guias de onda ou braços articulados. Alguns dos sistemas de érbio utilizam pequenas pontas de quartzo ou safira e os instrumentos de dióxido de carbono utilizam cilindros metálicos que se ligam à peça de mão. Todas as pontas são utilizadas em contacto com o tecido alvo, embora possam dirigir o feixe para o tecido quando não o tocam diretamente. Outros lasers nestes comprimentos de onda utilizam sistemas de distribuição sem pontas (e, por conseguinte, sem contacto). Além disso, os lasers de érbio e o laser de dióxido de carbono de 9,3 μm utilizam um jato de água para arrefecer o tecido duro.

Uma **fibra ótica de vidro**, geralmente feita de quartzo-sílica. Este núcleo de vidro conduz o feixe laser ao longo do seu comprimento. Um revestimento fino de poliamida envolve o núcleo para conter a luz, e um revestimento mais espesso e flexível cobre ambos para proteger a integridade do sistema. Um conetor específico liga a fibra ao instrumento laser; uma peça de mão e uma ponta são adicionadas à extremidade operativa.

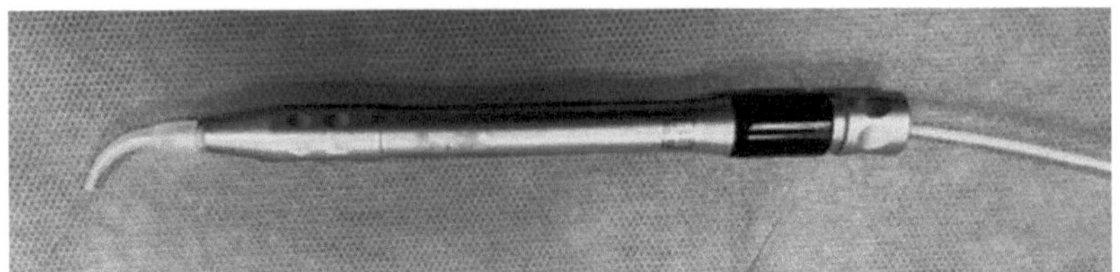

Uma **guia de ondas oca** é um tubo flexível revestido. A superfície interna tem um revestimento refletor, como o iodeto de prata, para permitir a transmissão do feixe. Uma série de revestimentos protectores completa o sistema. O guia de ondas é ligado à porta de emissão do laser e uma peça de mão e uma ponta opcional são ligadas à extremidade operativa.

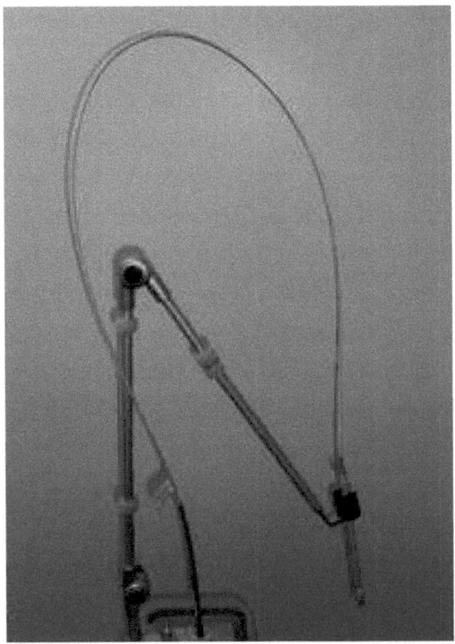

Um braço articulado, constituído por uma série de tubos ocos refectivos com juntas pivotantes espelhadas internamente ao longo do seu comprimento. O braço tem um contrapeso para facilitar o movimento. A porta de emissão do laser é acoplada ao primeiro tubo e uma peça de mão e uma ponta opcional são adicionadas à extremidade operativa do tubo distal. [104]

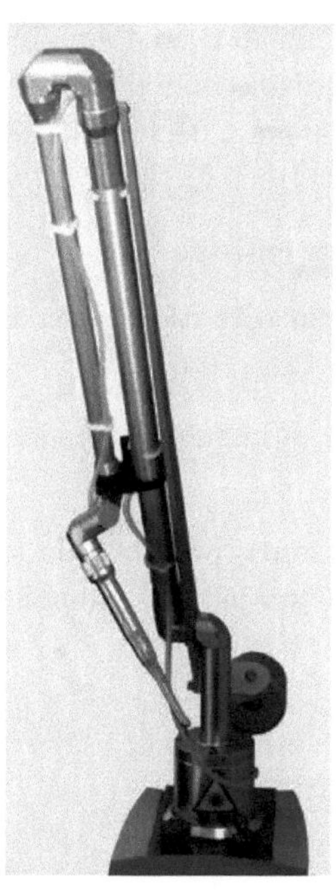

- **Modos de emissão**

Existem dois modos naturais de emissão de comprimento de onda para lasers dentários, com base na fonte de excitação: Onda contínua e Pulsado de funcionamento livre. Um subconjunto do modo de Onda Contínua é uma emissão pulsada controlada, em que existe algum meio de modificação efectuado depois de o feixe ser inicialmente gerado

A emissão de onda contínua significa que a energia laser é emitida continuamente quando o laser é ligado e produz uma interação constante com os tecidos. Estes lasers são bombeados com uma fonte de campo elétrico de corrente contínua constante. Os lasers de KTP, de díodo e os modelos mais antigos de CO2 funcionam desta forma. A energia e/ou potência têm uma saída nivelada.

A emissão de impulsos em funcionamento livre ocorre com rajadas muito curtas de energia laser devido a um mecanismo de bombagem muito rápido de ligar/desligar. Dois exemplos são uma lâmpada de alta potência ou um campo eletrónico de radiofrequência. As durações habituais dos impulsos de energia podem ser medidas em microssegundos e existe um intervalo relativamente longo entre os impulsos.

Os instrumentos laser Gated Pulsed estão equipados com um obturador mecânico com um circuito de tempo ou um mecanismo digital para produzir energia pulsada. A duração dos impulsos pode variar entre décimos de segundo e microssegundos. [109]

Duração do impulso, intervalo do impulso, ciclo de emissão

O comprimento de cada impulso é designado por **duração do impulso** ou, por vezes, largura do impulso e pode ser tão curto como 1 μs (10-6 s).

O **intervalo de impulsos** é o período de tempo entre os impulsos, durante o qual não é emitida qualquer energia laser.

O **ciclo de emissão** é o rácio, normalmente expresso em percentagem, entre a duração de um impulso individual e o tempo total da duração desse impulso mais o intervalo de impulsos subsequente. [110]

Table 2.2 Currently available invisible infrared dental lasers. Note that the term, "surgical" is applied to those lasers with sufficient output power. There is increasing evidence that any wavelength can produce a PBM effect. The type of laser and its emission spectrum is listed in column 1; column 2 indicates the general usage in dentistry; column 3 describes the active medium; column 4 shows the emission mode with the following abbreviations: *CW* continuous wave, *GP* acquired pulse, *FRP* free-running pulse

Type of laser and emission spectrum	General uses	Active medium	Wavelength (nm)	Emission mode
Low power output lasers, (invisible) near infrared	Photobiomodulation therapy (PBM), photodynamic therapy (PDT)	Variations of Aluminum Gallium Arsenide diodes	800–900	CW, GP
Semiconductor diode, near infrared	Soft tissue surgical procedures	Aluminum Gallium Arsenide	800–830	CW, GP
Semiconductor diode, near infrared	Soft tissue surgical procedures	Indium Gallium Arsenide Phosphorus	940	CW, GP
Semiconductor diode, near infrared	Soft tissue surgical procedures	Indium Gallium Arsenide	980	CW, GP
Semiconductor diode, near infrared	Soft tissue surgical procedures	Indium Gallium Arsenide Phosphorus	1064	CW, GP
Solid state, near infrared	Soft tissue surgical procedures	Neodymium-doped yttrium aluminum garnet (Nd:YAG)	1064	FRP
Solid state, near infrared	Soft tissue surgical procedures, endontic procedures	Neodymium-doped yttrium aluminum perovskite (Nd:YAP)	1340	FRP
Solid state, mid infrared	Soft tissue surgical procedures, hard tissue surgical procedures	Erbium, chromium-doped yttrium scandium gallium garnet (Er,Cr:YSGG)	2780	FRP
Solid state, mid infrared	Soft tissue surgical procedures, hard tissue surgical procedures	Erbium-doped yttrium aluminum garnet (Er:YAG)	2940	FRP
Gas, far infrared	Soft tissue surgical procedures, hard tissue surgical procedures	Carbon Dioxide (CO_2) laser, with an active medium isotopic gas	9300	GP
Gas, far infrared	Soft tissue surgical procedures	Carbon Dioxide (CO_2) laser with an active medium of a mixture of gases	10,600	CW, GP

Energia laser e temperatura do tecido

O principal efeito da energia laser é fototérmico (conversão da energia da luz em calor). O efeito térmico da energia laser nos tecidos depende do grau de aumento da temperatura e da correspondente reação da água intersticial e intracelular. A taxa de aumento da temperatura desempenha um papel importante neste efeito e depende de vários factores, como o arrefecimento do local da cirurgia e a capacidade do tecido circundante para dissipar o calor. Os vários parâmetros do laser utilizados no procedimento também são importantes, como o modo de emissão, a densidade de potência e o tempo de exposição. À medida que a energia do laser é absorvida, ocorre aquecimento

O primeiro evento, a hipertermia, ocorre quando o tecido é elevado acima da temperatura normal, mas não é destruído. A temperaturas de aproximadamente 60°C, as proteínas começam a desnaturar sem qualquer vaporização do tecido subjacente. O tecido embranquece ou branqueia, o que pode ser observado quando a albumina de uma clara de ovo muda de clara para leitosa durante a cozedura. Este fenómeno é útil na remoção cirúrgica de tecido granulomatoso doente, porque se a temperatura do tecido puder ser controlada, a parte biologicamente saudável pode permanecer intacta. A coagulação refere-se ao dano irreversível ao tecido, congela o líquido numa massa semi-sólida macia. Este processo produz o efeito desejável de hemostasia, através da contração da parede do vaso.

As bordas dos tecidos moles podem ser "soldadas" com um aquecimento uniforme a 70°C a 80°C, onde existe aderência das camadas devido à pegajosidade provocada pelo desdobramento helicoidal da molécula de colagénio e pelo entrelaçamento com segmentos adjacentes. Quando o tecido alvo contendo água é elevado a uma temperatura de 100°C, ocorre a vaporização da água no seu interior, um processo também designado por ablação. Há uma mudança física de estado; os componentes sólidos e líquidos transformam-se em vapor sob a forma de fumo ou vapor. Uma vez que os tecidos moles são compostos por uma elevada percentagem de água, a excisão dos tecidos moles começa a esta temperatura. Os cristais de apatite e outros minerais do tecido duro dentário não são ablacionados a esta temperatura, mas a componente água é vaporizada e o jato de vapor resultante expande-se e depois explode a matéria circundante em pequenas partículas. Esta mistura de vapor e sólidos é depois aspirada. Esta micro-explosão do cristal de apatite é designada por "spallation".

Se a temperatura do tecido continuar a aumentar até cerca de 200°C, este é desidratado e depois queimado na presença de ar. O carbono, como produto final, absorve todos os comprimentos de onda. Assim, se a energia laser continuar a ser aplicada, a camada superficial carbonizada absorve o feixe incidente, tornando-se um dissipador de calor e impedindo a ablação normal do tecido. A condução de calor provoca um trauma térmico colateral numa área alargada.

Interação laser-tecido

A luz laser pode ter quatro interações diferentes com o tecido alvo, dependendo das propriedades ópticas desse tecido. As estruturas dentárias têm uma composição complexa, e estes quatro fenómenos ocorrem em conjunto e com algum grau de intensidade relativamente uns aos outros.

A primeira e mais desejada interação é a absorção da energia do laser pelo tecido pretendido. A quantidade de energia que é absorvida pelo tecido depende das caraterísticas do tecido, como a pigmentação e o teor de água, e do comprimento de onda do laser e do modo de emissão. Os compostos tecidulares chamados cormoforos absorvem preferencialmente determinados comprimentos de onda [14].

A hemoglobina, a molécula que transporta o oxigénio para os tecidos, reflecte os comprimentos de onda vermelhos, conferindo cor ao sangue arterial. Por conseguinte, é fortemente absorvido pelos comprimentos de onda azul e verde. O sangue venoso, que contém menos oxigénio, absorve mais luz vermelha e parece mais escuro. O pigmento melanina, que dá cor à pele, é fortemente absorvido por comprimentos de onda curtos. A água, a molécula universalmente presente, tem diferentes graus de absorção por diferentes comprimentos de onda.

As estruturas dentárias têm diferentes quantidades de conteúdo de água por peso. Uma classificação do mais baixo para o mais alto mostraria o esmalte (com 2% a 3%), a dentina, o osso, o cálculo, a cárie e os tecidos moles (com cerca de 70%). A hidroxiapatite é o principal componente cristalino dos tecidos duros dentários e tem uma vasta gama de absorção, dependendo do comprimento de onda.

Em geral, os comprimentos de onda mais curtos (de cerca de 500-1000 m) são facilmente absorvidos pelos tecidos pigmentados e pelos elementos sanguíneos.

O árgon é altamente atenuado pela hemoglobina. O díodo e o Nd:YAG têm uma elevada afinidade pela melanina e uma menor interação com a hemoglobina. Os comprimentos de onda mais longos são mais interactivos com a água e a hidroxiapatite. O maior pico de absorção para a água situa-se imediatamente abaixo de 3000 m, que é o comprimento de onda do Er:YAG.

O érbio também é bem absorvido pela hidroxiapatita. O CO, a 10.600 nm, é bem absorvido pela água e tem a maior afinidade pela estrutura dentária.

O segundo efeito é a transmissão da energia laser diretamente através do tecido, sem qualquer efeito no tecido alvo, o inverso da absorção. Este efeito é altamente dependente do comprimento de onda da luz laser. A água, por exemplo, é relativamente transparente aos comprimentos de onda mais curtos, como o árgon, o díodo e o Nd:YAG, ao passo que os fluidos tecidulares absorvem facilmente a família do érbio e o CO2 na superfície exterior, pelo que a energia transmitida aos tecidos adjacentes é reduzida. A Fig. 5 ilustra esta interação mostrando a profundidade relativa de penetração na água de vários comprimentos de onda. A profundidade do feixe laser focado varia com a velocidade de movimento e a densidade de potência. Em geral, a família do érbio actua principalmente na superfície, com uma profundidade de absorção de aproximadamente 0,01 mm, enquanto os díodos de 800 nm são transmitidos através do tecido a profundidades até 100 mm, um fator de 10.000. Como outro exemplo, os lasers de díodo e Nd:YAG são transmitidos através do cristalino, da íris e da córnea do olho e são absorvidos na retina.

O terceiro efeito é a reflexão, em que o feixe se redirecciona para fora da superfície, não tendo qualquer efeito no tecido alvo. Um dispositivo laser para deteção de cáries utiliza a luz reflectida para medir o grau de estrutura sólida do dente. A luz reflectida pode manter a sua colimação num feixe estreito ou tornar-se mais difusa. O feixe de laser torna-se geralmente mais divergente à medida que a distância da peça de mão aumenta. No entanto, o feixe de alguns lasers pode ter uma energia adequada a distâncias superiores a 3 m. Esta reflexão pode ser perigosa porque a energia é direcionada para um alvo não intencional, como os olhos; esta é uma das principais preocupações de segurança na utilização do laser. Os aspectos de segurança da utilização do laser são abordados mais adiante.

O quarto efeito é a dispersão da luz laser, o que enfraquece a energia pretendida e pode não produzir qualquer efeito biológico útil. A dispersão do feixe de laser pode causar transferência de calor para o tecido adjacente ao local da cirurgia, podendo ocorrer danos indesejados. No entanto, um feixe deflectido em diferentes direcções é útil para facilitar a cura da resina composta ou para cobrir uma área ampla.

A absorção da luz laser pelo tecido alvo é o efeito primário e benéfico da energia laser. O objetivo da cirurgia dentária a laser é otimizar estes efeitos fotobiológicos [15]. A utilização da conversão fototérmica de energia, as incisões e excisões com a precisão e hemostase que as acompanham são algumas das muitas vantagens dos dispositivos laser. Existem efeitos fotoquímicos da luz laser que podem estimular reacções químicas (por exemplo, a cura da resina composta) e a quebra de ligações químicas (por exemplo, a utilização de fármacos fotossensibilizados expostos à luz laser para destruir células tumorais, um processo denominado terapia fotodinâmica). Um grupo especial de lasers que emitem na gama ionizante do ultravioleta, os excímeros, tem energia fotónica suficiente para quebrar diretamente a ligação química de uma molécula orgânica sem qualquer dano térmico [16]. Estes estão a ser investigados para procedimentos de ablação de tecidos duros. Certos pigmentos biológicos, ao absorverem a luz laser, podem fluorescer, o que pode ser utilizado para a deteção de cáries nos dentes. O laser pode ser utilizado com potências muito abaixo do limiar cirúrgico para bioestimulação, produzindo uma cicatrização mais rápida das feridas, alívio da dor, aumento do crescimento do colagénio e um efeito anti-inflamatório geral.

O impulso de energia laser numa estrutura cristalina pode produzir uma onda de choque audível, que pode explodir ou pulverizar o tecido com energia mecânica. Este é um exemplo do efeito fotoacústico da luz laser.

Para resumir o efeito de interação dos tecidos de uma determinada máquina, devem ser considerados vários factores. Cada laser tem partes internas comuns, mas diferentes sistemas de entrega e modos de emissão. O comprimento de onda do laser afecta determinados componentes do tecido alvo; o teor de água, a cor do tecido e a composição química estão todos inter-relacionados. O diâmetro do feixe de laser, quer seja emitido em contacto ou sem contacto com o tecido, cria uma determinada densidade de energia; quanto mais pequeno for o feixe, maior será a densidade de energia. Por exemplo, um feixe com um diâmetro de 200 um tem mais do dobro da densidade de energia do que um feixe com um diâmetro de 300 um. O resultado da utilização de uma fibra mais pequena é um aumento significativo da transferência térmica do laser para o tecido e um aumento correspondente da absorção de calor nessa área mais pequena. O período de tempo durante o qual o feixe atinge o tecido alvo afecta a taxa de aumento da temperatura do tecido. Esse tempo também pode ser regulado pela taxa de repetição do modo de emissão do laser pulsado. A quantidade de arrefecimento do tecido através da utilização de água ou de pulverização de ar também afecta a taxa de vaporização.

CO_2 Laser

O laser CO_2é um laser de meio ativo gasoso que incorpora um tubo selado contendo uma mistura gasosa com moléculas de CO_2bombeada através de uma corrente de descarga eléctrica. A energia luminosa, cujo comprimento de onda é de 10 600 nm, situa-se na extremidade da porção invisível não ionizante do infravermelho médio do espetro e é emitida através de um guia de ondas tipo tubo oco em modo contínuo ou pulsado.

Este comprimento de onda é bem absorvido pela água, perdendo apenas para a família do érbio. Pode facilmente cortar e coagular tecidos moles e tem uma profundidade de penetração reduzida nos tecidos, o que é importante no tratamento de lesões das mucosas, por exemplo. Além disso, é útil na vaporização de tecidos fibrosos densos. A interação com os tecidos é rápida. Devido ao facto de este comprimento de onda ter sido um dos primeiros a ser utilizado em cirurgia médica geral, existem inúmeros trabalhos publicados que comprovam a sua eficácia [111].

O CO_2não pode ser fornecido numa fibra ótica convencional. Os produtos norte-americanos utilizam um guia de ondas oco com uma peça de mão e pontas acessórias. A energia do laser é conduzida através do guia de ondas e é focada no local da cirurgia sem contacto. A perda da sensação tátil pode representar uma desvantagem para o cirurgião, mas a ablação do tecido pode ser precisa com uma técnica cuidadosa. As lesões de grandes dimensões podem ser tratadas com um simples movimento para a frente e para trás; o procedimento decorre rapidamente porque não é necessário tocar no tecido. O modo sem contacto tem assim uma vantagem no tratamento de estruturas orais móveis, como a língua e o pavimento da boca. Após a conclusão da cirurgia, muitos médicos utilizam um feixe desfocado para colocar uma ligadura biológica chamada escara na superfície da ferida.

Este comprimento de onda tem a absorção mais elevada de todos os lasers dentários na hidroxiapatite, cerca de 1000 vezes superior à do érbio. Por conseguinte, a estrutura dentária adjacente a um local cirúrgico de tecidos moles tem de ser protegida do feixe de laser incidente; normalmente, um instrumento metálico colocado no sulco proporciona essa proteção. A emissão de onda contínua e a tecnologia do sistema de entrega dos dispositivos CO_2limitam as aplicações em tecidos duros, uma vez que a carbonização e a fissuração da estrutura dentária podem ocorrer devido à longa duração do impulso e às baixas potências de pico [50]. No entanto, a investigação em curso que utiliza dispositivos experimentais com impulsos extremamente curtos mostra resultados favoráveis para a modificação da superfície e o reforço do esmalte dentário para aumentar a resistência às cáries [112].

Incisão, excisão, ablação

A maioria dos procedimentos a laser em tecidos moles pode ser categorizada num de três processos simples: incisão, excisão ou ablação. Quer o dentista esteja a efetuar uma redução da tuberosidade dos tecidos moles (excisão) para melhorar os resultados de um plano de tratamento protético removível, a realizar uma pequena biopsia de uma lesão grande no palato (incisão) ou a remover uma área de líquen plano da mucosa bucal (ablação), os processos básicos são os mesmos, independentemente do comprimento de onda utilizado. Existe uma diferença na forma como os vários lasers interagem com os tecidos orais, dependendo da capacidade dos tecidos alvo para absorver a energia do laser. As diferenças mais significativas entre os diferentes tipos de tecidos moles orais são a pigmentação, a vascularização e o teor de água. Como exemplo de como estas diferenças afectam a seleção de um comprimento de onda, imagine dois doentes que necessitam de uma gengivectomia. O primeiro doente tem uma gengiva clara, cor-de-rosa coral; o segundo doente tem uma gengiva escura, melanótica. O cromóforo para o CO_2 laser é a água. Não haveria qualquer diferença na eficiência de corte quando se utiliza um laser CO_2laser nestes doentes

A gengiva rosa coral e a gengiva melanótica responderiam igualmente bem ao CO_2 laser. Utilizando os mesmos modelos de pacientes, as gengivectomias efectuadas com os lasers de Nd:YAG e de díodo resultariam numa diferença significativa na eficiência de corte. Os lasers de díodo e Nd:YAG são absorvidos preferencialmente pelos pigmentos dos tecidos, como a hemoglobina e a melanina. A gengiva melanótica mais escura absorveria a energia do laser muito mais facilmente; cortar-se-ia mais rápida e facilmente do que a gengiva cor-de-rosa. O tecido melanótico pode cortar mais rapidamente do que o clínico gostaria, possivelmente danificando o tecido ou criando uma zona maior de necrose térmica à volta do tecido alvo. Neste caso, os parâmetros do laser (duração do impulso, hertz, joules) teriam de ser modificados de um doente para outro.

Laser ablation/laser evaporation	Laser excision
It is the removal of lesion superficially	It is the removal of lesion deeply, consider an excisional biopsy
Indications	Indications
Leukoplakia without dysplasia	Leukoplakia with dysplasia of any grade
Homogeneous leukoplakia	Non-homogeneous leukoplakia
Large areas where excision could cause discomfort	
Specially indicated in gingival leukoplakia	
Advantages	Advantages
It has limited post-operative discomfort and lesser pain	Tissue removed can be sent for histological examinations
Can be performed in larger lesions	Chances of recurrences are lesser than laser ablation
Can be used in multiple lesions	Difficult for larger lesions
Faster healing	
Reduced scarring and better preservation of tissue's elastic property	
Can be repeated even if new lesions arise near the primary lesion	
Disadvantages	Disadvantages
Tissue cannot be sent for pathological examination. Hence, cannot determine the histology of the lesion	Excising large lesions can cause functional problems
High chances of recurrence	Compared to ablation it has a high chance of tissue scarring

Shivhare P, Haidry N, Kumar A, Parihar A, Singh A, Subramanyam S. Diode laser in the management of leukoplakia-a retrospective study. Anais de Cirurgia Maxilofacial. 2022 Jul 1;12(2):178-84.

Classificação laser

As classificações dos lasers baseiam-se principalmente no potencial do feixe laser primário ou do feixe refletido para causar danos biológicos nos olhos ou na pele. A norma ANSI Z136.1-2000 documenta as normas estabelecidas para a classificação nos Estados Unidos. A OSHA e a American Conference of Governmental Industrial Hygienists também utilizam esta norma como fonte.

Outros países subscrevem estas normas e têm as suas próprias agências reguladoras semelhantes.

Existem quatro classes gerais de lasers; quanto mais elevado for o número de classificação, maior é o perigo potencial. As classes são diferenciadas por uma combinação da potência de saída dos lasers de emissão contínua ou da energia por impulso para os lasers pulsados e pelo período de tempo durante o qual o feixe é visualizado.

Classe I

Os lasers desta categoria que funcionam em condições normais de funcionamento não representam um perigo para a saúde. Estes dispositivos estão normalmente totalmente fechados e o feixe não sai da caixa. Um leitor de CD seria um exemplo. A potência de saída de um laser de classe I é medida em décimos de miliwatts.

Classe II

Os lasers desta categoria emitem apenas luz visível com baixa potência e não constituem normalmente um perigo devido às reacções normais de pestanejo e aversão do ser humano. Um leitor de códigos de barras de supermercado e alguns pequenos ponteiros laser são exemplos desta classe. A potência de saída máxima permitida para estes dispositivos é de 1 mW. Existem duas subclasses: a classe Ila é perigosa quando vista diretamente durante mais de 1000 segundos; a classe IIb tem um tempo de visualização perigoso de um quarto de segundo, que é o tempo de um reflexo normal de pestanejar.

Classe IIIa

Os lasers desta categoria podem emitir qualquer comprimento de onda e têm uma potência de saída inferior a 0,5 W de luz visível, ou aproximadamente 0,1 a 0,2 W nas outras partes do espetro eletromagnético. Nesta classe, quando a luz laser é observada apenas momentaneamente (dentro do período de resposta de aversão ou reflexo de pestanejar - um quarto de segundo), não prejudica o olho desprotegido. Estes lasers têm uma etiqueta de precaução.

Classe IIIb

Estes lasers podem constituir um perigo para os olhos desprotegidos se forem vistos diretamente ou se forem vistos com luz reflectora durante algum tempo. A potência de saída não pode ser superior a 0,5 W de qualquer radiação electromagnética. Os lasers da classe IIIb não causam riscos de reflexão quando se utilizam superfícies mate (não brilhantes) e não produzem normalmente riscos de incêndio. Um laser de cura de árgon, apenas se regulado para menos de 0,5 W, constituiria um exemplo deste tipo de dispositivo. Os lasers terapêuticos de baixo nível seriam da classe Illa ou da classe Illb, consoante o comprimento de onda de emissão e a duração da exposição. Dado que estes lasers têm normalmente um tempo de tratamento dentário medido em minutos, é necessário utilizar proteção ocular.

Classe IV

Esta categoria de lasers é perigosa quando vista diretamente e pode produzir reflexos difusos perigosos. Qualquer potência de saída superior a 0,5 W, medida em onda contínua ou em emissão pulsada, constitui um laser de classe IV. Estes dispositivos também apresentam riscos de incêndio e de pele. Os lasers atualmente utilizados em medicina dentária são da classe IIIb ou da classe IV; por conseguinte, apresentam a possibilidade de lesões oculares e cutâneas graves. Os lasers da classe IV também podem inflamar objectos inflamáveis (como gaze humedecida em álcool) e podem criar contaminantes perigosos no ar.

É de salientar que os reflexos humanos de pestanejar e de aversão não servem de proteção ocular quando se utilizam instrumentos laser dentários. Por conseguinte, devem ser usados óculos de proteção para laser adequados ao comprimento de onda utilizado, enquanto o laser estiver ligado. A proteção dos olhos é abordada mais adiante neste artigo.

É evidente que outros factores, como as condições em que o laser é utilizado, o nível de formação em segurança dos indivíduos que utilizam os lasers e outros factores ambientais, são importantes para determinar as medidas de controlo de segurança necessárias.

Eventos adversos

A FDA tem em vigor um mecanismo de notificação de dispositivos médicos, através do qual os acontecimentos adversos podem ser registados e depois corrigidos [113]. Um acontecimento adverso é definido como uma experiência grave e indesejável para o doente, resultante de um instrumento ou produto médico comercializado de acordo com as normas estabelecidas na norma 510 (k) 21. Tais eventos incluem morte, lesões potencialmente fatais, incapacidade, hospitalização, intervenção necessária para evitar esses resultados e anomalia congénita possivelmente causada pela interação do instrumento ou produto durante a gravidez, resultando num defeito de nascença. Os problemas específicos dos dispositivos, como defeitos, segurança ou desempenho, também são notificáveis [114].

Quando confrontado com um evento deste tipo, o médico deve tratar o doente e desligar o laser. Depois de garantir cuidados de emergência adequados e um ambiente seguro, o médico deve contactar o fabricante, que comunicará o incidente. É evidente que o LSO deve supervisionar todo o cenário.

Lasers em OPMD

Os lasers têm sido tradicionalmente utilizados em cirurgia pré-protética, na excisão de lesões benignas e malignas, na excisão de lesões vasculares e no tratamento de doentes coagulopáticos. Goldman [115] aplicou a energia laser em dentes e tecidos moles em 1965. Strong et al utilizaram lasers de dióxido de carbono (CO_2) no início dos anos 70 para uma variedade de procedimentos cirúrgicos, incluindo a excisão de lesões malignas e pré-malignas. Kaplan et al removeram tumores benignos e cancros superficiais da cavidade oral. Utilizando o laser de árgon em vez do laser CO_2 Apfelberg removeu lesões vasculares, como hemangiomas e nevus flammeus, da região maxilofacial. Os doentes hemofílicos beneficiaram significativamente da utilização por Ackermann do laser de neodímio:ítrio-alumínio-garnet (Nd:YAG) numa variedade de condições cirúrgicas orais. Os lasers tornaram-se rapidamente uma modalidade de tratamento previsível e favorável para a leucoplasia, o hemangioma, a epúlide, o granuloma fissuratum, o nevo flammeus e os doentes com perturbações da coagulação.

Lasers para tecidos orais

Ben-Bassat et al. descreveram pela primeira vez a terapia laser para o tratamento da leucoplasia oral em 1978[12]. [Muitos comprimentos de onda laser diferentes têm sido utilizados na SMO. Dependendo das caraterísticas do laser, é possível selecionar o tipo de laser mais aplicável em determinadas circunstâncias. Devido à sua excelente afinidade com os tecidos moles à base de água, o laser CO_2com um comprimento de onda de 10.600 nm, é um dos lasers mais utilizados na SMO. A utilização do laser CO_2foi descrita extensivamente por muitos autores. O laser

CO_2é ideal para a maioria das cirurgias de tecidos moles realizadas intra-oralmente e extra-oralmente. A energia absorvida provoca a vaporização do fluido intracelular e extracelular, e os vasos sanguíneos de aproximadamente 500 M ou menos são selados espontaneamente. A introdução da tecnologia de guia de onda oco durante os anos 80 tornou os CO_2 tornou os lasers ainda mais fáceis de utilizar. O guia de ondas permite que o feixe seja entregue mais próximo do tecido e permite ao cirurgião uma melhor visualização do campo operatório. [13]

Procedimentos incisionais e excisionais utilizando o laser de dióxido de carbono

Uma utilização comum dos lasers consiste em utilizar o dispositivo essencialmente como um bisturi ligeiro, utilizando o laser para efetuar cortes relativamente profundos e finos, tal como se faria com uma lâmina de bisturi. Esta técnica permite ao cirurgião efetuar quase todos os procedimentos intra-orais que normalmente seriam realizados com um bisturi, tais como biópsia incisional ou excisional, remoção de lesões ou incisão para acesso a retalhos

Compreendendo a física envolvida, é fácil ver que esta técnica exigiria uma densidade de potência bastante elevada utilizando um pequeno tamanho de ponto para criar um corte profundo mas fino, tal como seria necessário para efetuar uma incisão. Geralmente, o ideal é manter o tamanho do ponto no menor tamanho prático possível com o laser em causa (normalmente 0,1-0,5 mm), uma vez que isto resulta no corte mais fino, reproduzindo de perto o corte efectuado com uma lâmina de bisturi normal. Esta abordagem é designada por modo focado porque o tamanho mais pequeno possível do ponto ocorre na distância focal de qualquer laser específico, que varia entre 1 mm e cerca de 1 cm a partir da extremidade da peça de mão.

A técnica básica de incisão e excisão permanece a mesma, independentemente do sistema específico utilizado. É sempre uma boa ideia começar o procedimento delineando a linha de incisão pretendida. Este delineamento pode ser efectuado na maioria das máquinas utilizando um modo intermitente, pulsado ou gated com uma taxa de 10 a 20 impulsos por segundo e uma fluência suficientemente baixa por impulso para permitir uma marca superficial na superfície do alvo sem penetração profunda. Esta abordagem permite ao cirurgião delinear as margens necessárias, se existirem, num movimento lento e controlado e permite que o procedimento seja repetido e ajustado. Quando este procedimento estiver concluído, o laser pode ser alterado para um modo contínuo e os pontos são ligados para criar a incisão pretendida. Esta ligação deve ser efectuada de forma rápida, mas controlável e contínua, para criar um corte de profundidade única com o mínimo de danos térmicos adjacentes. Se uma única passagem for inadequada para obter a profundidade pretendida, pode ser efectuada uma segunda passagem e repetida conforme necessário até ser atingida a profundidade adequada, normalmente a submucosa para a maioria das lesões orais.

Quando a profundidade adequada tiver sido atingida, a excisão pode ser efectuada agarrando o tecido com uma pinça, aplicando uma ligeira tração e minando horizontalmente o tecido da mesma forma que uma lâmina com o laser ainda no modo focado. Devem ser tomadas medidas apropriadas para evitar danos acidentais nos tecidos adjacentes e mais posteriores pelo laser quando este tiver atravessado as extremidades da amostra. Estas medidas podem incluir a colocação de gaze ou de uma lâmina de língua húmida atrás do alvo, utilizando a água para absorver a energia errante do laser e minimizar possíveis danos nos tecidos e o risco de incêndio.

O encerramento de incisões e excisões efectuadas com um laser fica frequentemente ao critério do cirurgião. Uma vez que a hemorragia e a cicatrização são normalmente minimizadas e a dor pós-operatória não parece estar relacionada com o encerramento, as suturas são absolutamente necessárias apenas para a cosmese, quando deixar a ferida granular lentamente apresentaria uma situação cosmética inaceitável.

Qualquer lesão de tecidos moles que exija excisão para exame histológico é melhor tratada com esta técnica. [104]

Procedimentos de ablação e vaporização

Embora a utilização de um laser para efetuar uma incisão tenha muitas vantagens, o laser destaca-se na realização de procedimentos de vaporização. A ablação de tecidos (também designada por vaporização) é utilizada quando o cirurgião pretende remover apenas a superfície do alvo ou efetuar uma remoção superficial do tecido. Nestas situações, a lesão está normalmente confinada ao epitélio ou ao epitélio e à submucosa superficial subjacente. A excisão padrão conduz geralmente à remoção de tecido mais profundo do que o necessário, com aumento de cicatrizes, hemorragia e possíveis danos em estruturas adjacentes importantes.

É possível manipular os parâmetros do laser para limitar a remoção apenas às camadas afectadas, com danos mínimos nos tecidos e estruturas subjacentes. Os resultados melhoram a cicatrização com menos cicatrizes e disfunções.

A ablação pode ser utilizada sempre que seja necessário remover pequenas quantidades de tecido, independentemente de serem superficiais ou não. Durante a apicoectomia, o ápice é exposto com uma broca normal ou com o laser Er: YAG, depois o tecido mole periapical pode ser removido com o laser em vez de ser curetado com instrumentos manuais. CO_2 com o laser em vez de ser curetado com instrumentos manuais. É utilizada a técnica padrão de ablação desfocada. Se o laser CO_2 Se o laser interage com o osso, isto pode resultar em quantidades mínimas de necrose, mas isto é pouco em comparação com a excelente remoção de restos de tecido possível com esta técnica[104].

As técnicas de ablação excluem uma biópsia excisional da amostra. Em situações em que uma neoplasia está envolvida, é imperativo ter uma compreensão firme do diagnóstico histológico antes de considerar a ablação da lesão.

No caso de lesões superficiais de maiores dimensões, como as leucoplasias, o diagnóstico histológico é melhor efectuado utilizando várias amostras de biopsia ou coloração com azul de toluidina. A biópsia por escovagem também pode desempenhar um papel nestes casos para assegurar um diagnóstico definitivo. Se a lesão se revelar benigna, pode ser ablacionada; se se revelar maligna, o procedimento pode ser alterado para uma excisão laser alargada. As lesões típicas tratadas por vaporização são as seguintes

- Leucoplasias
- Displasia
- Líquen plano
- Hiperplasia papilar
- Hiperqueratose
- Melanose oral
- Estomatite por nicotina
- Papilomatose
- Hiperplasia dos tecidos
- Queilite actínica

À semelhança dos procedimentos incisionais, a técnica é independente da lesão e do tecido. Qualquer remoção de tecido superficial sem necessidade de exame histológico pode ser tratada de forma semelhante.

A leucoplasia, a eritroplasia e as formas mistas destas lesões são potencialmente pré-malignas. Os pacientes com esta condição têm um risco 50 a 60 vezes maior de desenvolver cancro oral do que o resto da população. O tratamento destas lesões sempre foi controverso.

A excisão ou ablação por laser interventivo de lesões epiteliais orais pré-cancerosas oferece, no entanto, vantagens únicas em comparação com a excisão com bisturi, incluindo a remoção rápida do tecido doente, o controlo da hemorragia, a remoção precisa do tecido lesional, a boa aceitação por parte do doente, a baixa morbilidade e complicações e a cicatrização favorável. No entanto, tem havido muito debate relativamente à eficácia da cirurgia a laser no tratamento destas lesões.

Thompson e Wylie abordaram esta questão analisando 57 doentes consecutivos tratados com laser que se apresentaram durante um período de 4 anos com lesões displásicas confirmadas histologicamente.

Caraterísticas dos estudos comunicados					
N.º Sr.	**Nome dos autores**	**Laser utilizado**	**Tipo de leucoplasia**	**Resultados**	**Conclusão**
1.	Alberto Maria Saibene et al [114]	Laser de CO2	Não mencionado	Todos os tratamentos foram bem sucedidos, com a notável exceção de 3 leucoplasias verrucosas proliferativas recidivantes e um carcinoma espinocelular infiltrativo da língua que necessitou de radicalização.	O laser de CO2 é uma escolha sólida para o tratamento em ambulatório de lesões orais . Esta técnica permite um tratamento indolor e quase incruento, com taxas de recorrência negligenciáveis. A disponibilização de uma referência sólida para as definições do laser e as técnicas operatórias pode constituir uma base para uma maior exploração desta ferramenta, ao

					mesmo tempo que oferece a base para uma comparação positiva entre diferentes técnicas e opções cirúrgicas
2.	Kousuke Matsumot et al [115]	Laser de CO2	Manchado de branco-23 Hillock-11 Eritroleucoplasia-3 Desconhecido-1	Após o tratamento com laser de CO2, as taxas de recorrência e de resíduos da leucoplasia lingual foram de 10,5% e 7,9%, respetivamente. A taxa de recorrência dos casos examinados neste estudo foi inferior à relatada pelo hospital anteriormente (2004) e por muitos outros hospitais. Nenhuma das lesões apresentou transformação maligna.	O método de excisão por laser de CO2 com utilização da coloração de Lugol, tal como realizado no nosso hospital, é útil para o tratamento da leucoplasia lingual.

3.	Marta Vilar-Villanueva et al [4]	Vaporização por laser de CO2	Não mencionado	Foram incluídos 58 doentes: 36 do sexo feminino e 22 do sexo masculino, com uma idade média de 63,7 anos (DP ±13,1). O tempo médio de seguimento foi de 57,5 meses (DP ±57,9). Foi determinada uma taxa de recidiva de 52,6%. De todas as variáveis estudadas, a margem foi a única para a qual se demonstrou uma associação estatisticamente significativa com a recidiva das lesões ($p<0,05$).	A vaporização das lesões utilizando o laser de CO2 com uma margem de segurança de pelo menos 3 mm dos limites clínicos do OL é um fator chave na prevenção da recorrência.
3.	Giacomo Del Cors et al [116]	Laser de CO2	55 lesões brancas homogéneas	Dos 77 pacientes, 22 (28,5%) apresentaram recidiva	A excisão com laser de CO2 parece ser a melhor escolha para o

			23 lesões brancas ou brancas/vermelhas não homogéneas.	durante o período de acompanhamento. Não foi encontrada diferença significativa entre os dois tratamentos (c2 ¼ 2,6; p ¼ 0,2). No entanto, a excisão com laser de CO2 apresentou melhores resultados do que a evaporação com laser de Nd:YAG, considerando os LM não homogéneos (c2 ¼ 3,9; p ¼ 0,04) e os LM com displasia ligeira (c2 ¼ 4,6; p ¼ 0,03).	tratamento de LMs com qualquer grau de displasia e do tipo não homogéneo, em termos de recorrência. O presente estudo também sugere a utilização do laser Nd:YAG para a evaporação de LM sem displasia, homogéneos e em locais anatómicos amplos onde a excisão poderia causar desconforto ao doente. Remoção cirúrgica de doenças potencialmente malignas, como o OL, particularmente se as caraterísticas clínicas e histológicas sugerirem

					qualquer risco potencial de evolução para CCEO.
4.	Dhanushka Leuke Bandara et al [117]	Laser de CO2	Leucoplasia verrucosa proliferativa	A lesão recidivou de forma semelhante à apresentação inicial, mostrando a sua resistência à excisão. Num período de cerca de seis meses, recidivou três vezes, apesar das intervenções electrocirúrgicas.	Existem várias vantagens na utilização de lasers de CO2 em lesões orais, nomeadament e uma menor hemorragia intra-operatória, danos mínimos nos tecidos adjacentes, atraso na reação inflamatória aguda e redução da atividade dos miofibroblastos, o que leva a uma menor contração da ferida e cicatrização.
5.	Wladimir Gushiken de CAMPOS et al [118]	Laser de CO2	15 Homogéneo 22 Não homogéneo	O tratamento das lesões com laser de CO2 foi eficiente na remoção das lesões, ocorrendo	O tratamento das lesões com laser de CO2 foi eficiente na remoção das lesões, ocorrendo

				resolução clínica em 16 pacientes (43,2%); entretanto, não evitou desfechos clínicos de recidiva em 13 pacientes (35,1%) ou malignidade em 8 pacientes (21,6%). Nenhum fator de risco foi estatisticament e significativo para malignidade ou recidiva das lesões.	resolução clínica em 16 pacientes (43,2%); entretanto, não evitou desfechos clínicos de recidiva em 13 pacientes (35,1%) ou malignidade em 8 pacientes (21,6%). Nenhum fator de risco foi estatisticament e significativo para malignidade ou recorrência das lesões. A maioria das lesões com transformação maligna apresentava displasia grave na biópsia inicial e estava localizada na borda lateral da língua.

6.	Michael L. Schoelch et al [119]	Laser de CO2 Lasers Nd:YAG	14 Leucoplasia verrucosa proliferativa 48 Leucoplasia homogénea	Não se registou qualquer infeção pós-operatória, hemorragia ou parestesia. Dois doentes desenvolveram granulomas piogénicos nos seus locais de cirurgia. 29 doentes tiveram controlo completo das lesões; 19 doentes tiveram pequenas recidivas removidas com cirurgias laser subsequentes, levando ao controlo; 2 doentes tiveram recidivas completas; e 5 doentes desenvolveram carcinoma de células escamosas no local da lesão.	A cirurgia a laser da leucoplasia oral é uma ferramenta eficaz numa estratégia de gestão completa que inclui um acompanhamento clínico cuidadoso, educação do doente para eliminar factores de risco e comunicar lesões suspeitas, e biópsia de lesões suspeitas quando apropriado. No entanto, a recorrência e a progressão para cancro continuam a ser um risco.

				As lesões verrucosas tiveram uma taxa de recorrência especialmente elevada (83%), tendo 9 de 12 sido finalmente controladas com cirurgias subsequentes.	
7.	Daniela Condor, Cristian Culcitchi et al [120]	Laser de CO_2		Enquanto quarenta lesões (90,9%) obtiveram controlo local após uma sessão de laser, uma taxa de 97,7% foi obtida após a segunda ou terceira vaporização. A taxa de recorrência foi de 9,10% e um caso (2,27%) sofreu transformação maligna após a cirurgia com laser de CO_2.	O laser de CO_2 é uma opção de tratamento que vale a pena ter em consideração quando se abordam lesões da mucosa oral. Quando comparado com outros tipos de lasers utilizados na prática dentária, o laser de CO_2 destaca-se pelas suas inúmeras vantagens.

8.	Adela Rodriguez-Lujan et al [8]	Laser de CO2	18 Leucoplasia homogénea 30 Leucoplasia não homogénea	Foi observada uma taxa de sucesso do tratamento de 43,75%. A leucoplasia oral recidivou em 54,17% dos casos, e 2,08% das leucoplasias evoluíram para cancro. Entre todas as variáveis estudadas (idade, tabagismo, tamanho, localização, tipo clínico ou histologia), não foram encontradas diferenças significativas em relação à recorrência.	A utilização da terapia com laser de CO2 no tratamento de lesões de leucoplasia é suficiente para remover essas lesões. No entanto, é necessário procurar parâmetros que possam avaliar a recorrência.
9.	Aruna Tambuwal a et al [121]	Laser de CO2	Não mencionado	(1) A hemorragia intra-operatória é significativam ente mais elevada no lado do bisturi em comparação	O laser de CO2 supera o bisturi convencional em termos de melhor intra-operatório e cicatrização reduzida. A dor e o inchaço

				com o tratamento com laser. (2) A alteração percentual (ganho) no edema facial é significativamente maior no lado do bisturi em comparação com o tratamento com laser. (3) A distribuição do nível de dor é aproximadamente semelhante em ambos os tratamentos. (4) A distribuição da cicatrização após um mês de dor pós-operatória é significativamente maior no lado do bisturi em comparação com o tratamento a laser.	pós-operatórios após a excisão com laser não revelaram qualquer diferença significativa em relação ao bisturi.

10.	Shih-Wei Yang et al [1]	Laser de CO2	42 Leucoplasia homogénea 42 Leucoplasia não homogénea		O tipo morfológico não homogéneo, a patologia e a grande área de OL foram significativamente associados aos resultados do tratamento na análise univariada. A displasia patológica de alto risco e a área total de OL foram os dois factores prognósticos independentes da recorrência pós-operatória nos doentes idosos. Sugere-se um tratamento mais agressivo para displasia de alto risco ou lesões com uma área total superior a 2,95 cm2.

11.	Bernard Lim et al [12]	KTP lase. Laser de CO2	72 Leucoplasia homogénea 6 Leucoplasia não homogénea	Foi encontrada uma redução estatisticament e significativa (P= .049) nas taxas de recorrência para os doentes tratados com lasers KTP versus lasers CO2.	A utilização de lasers KTP para o tratamento da leucoplasia oral pode resultar em taxas de recorrência mais baixas do que quando se utilizam lasers de CO2.
12.	SOL SILVERMAN et al [44]	Laser de CO2	Hiperqueratos e sem displasia Hiperqueratos e com displasia Leucoplasia verrucosa proliferativa	Foi observada uma taxa de recorrência inicial de 10,8% (4/37) e uma taxa de controlo local a 3 anos de 97% após um a dois procedimentos . Foi registada uma taxa de transformação maligna de 2,6%. Observou-se uma excelente cicatrização da ferida e poucas complicações com esta abordagem de tratamento.	Após a eliminação, se possível, de outros potenciais factores causais (por exemplo, tabagismo e consumo de álcool), a excisão com laser de CO2, controlada por microscópio, é o melhor meio atualmente disponível para o tratamento da leucoplasia oral.

13.	Nu-Ri et al [65]	Laser de díodo	Leucoplasia não homogénea	Dois meses após o tratamento com laser, a região ressecada estava bem cicatrizada sem qualquer contratura cicatricial significativa	A excisão com laser de díodo 532 nm pode ser uma técnica útil para remover a leucoplasia oral com o mínimo de danos colaterais nos tecidos através da fotocoagulação da estrutura micro-vascular em torno da membrana basal.
14.	Peeyush Shivhare et al [14]	Laser de díodo	Leucoplasia homogénea Leucoplasia verrucosa proliferativa Leucoplasia salpicada	As recorrências foram registadas em 19,48% dos casos. Em comparação com a excisão a laser, a ablação a laser teve mais recorrências. As lesões gengivais apresentaram uma taxa de recorrência mais elevada	O laser de díodo proporcionou uma melhoria clínica com efeitos secundários mínimos, pelo que pode ser considerado uma das melhores modalidades de tratamento para a leucoplasia.

				do que noutros locais da cavidade oral. Nenhum dos casos apresentou transformação maligna.	
15.	KP Singh et al[113]	Laser de CO2	Não mencionado	40 das 44 lesões originais tratadas para cura (90,9%) obtiveram controlo local após um tratamento, com uma taxa de controlo total de 97,7% após uma 2ª/3ª vaporização, se necessário. Registou-se uma taxa de recorrência de 9,10% e uma taxa de transformação maligna de 2,27% após a cirurgia com laser de Co2. Este valor foi semelhante ao dos estudos anteriores.	A cirurgia com laser de CO2 para lesões de leucoplasia oral é um procedimento que poupa tempo com hemorragia intra-operatória insignificante. O processo de cicatrização da ferida após a cirurgia a laser foi satisfatório e não foram observadas complicações significativas. É um procedimento excelente que previne não só a recorrência e a transformação maligna, mas também a

					disfunção pós-operatória.
16.	Alexandra Cloitre et al [2]	Laser de CO2	leucoplasia homogénea leucoplasia não homogénea leucoplasia verrucosa proliferativa (PVL)	Foram incluídos 25 doentes. O seguimento médio foi de 28,9 meses. Foi observada recorrência em 11 doentes (44%). A taxa anual de recorrência foi de 18,3% e a taxa anual de transformação maligna foi de 1,7%. A hiperplasia sem displasia foi o único fator estatisticamente associado à recorrência.	Os OMPD tratados por vaporização com laser de CO2 têm taxas de recorrência elevadas, particularmente os que apresentam hiperplasia
17.	Alfonso Mogedas-Vegara et al [3]	Laser de CO2	Não mencionado	As taxas de recorrência e de transformação maligna foram de 33,8% (n ¼ 22) e 15,4% (n ¼ 10), respetivamente. A média de seguimento	A utilização do laser de CO2 para o tratamento da leucoplasia oral é uma técnica fiável e reprodutível associada a uma taxa de

				(desvio padrão) foi de 15,0 (10,6) meses. A taxa de complicações relacionadas ao procedimento foi de 7,7% (n ¼ 5). As curvas de Kaplan-Meier para o tempo até à recorrência mostraram diferenças apenas para as lesões da gengiva em comparação com as lesões da língua (log rank, p ¼ 0,032).	complicações muito baixa
18	Bernard Lim et al [12]	Laser KTP Laser de CO2	Não mencionado	Foi encontrada uma redução estatisticament e significativa (P=.049) nas taxas de recorrência para os doentes tratados com lasers KTP	A utilização de lasers KTP para o tratamento da leucoplasia oral pode resultar em taxas de recorrência mais baixas do que quando se

				versus lasers CO2.	utilizam lasers de CO2
19	A. Chandu et al [79]	Laser de CO2	Não mencionado	43 doentes (idade média 60,3 - 13,6 anos) com 73 leucoplasias orais primárias foram avaliados quanto aos resultados e factores que afectam a sobrevivência. Foram encontradas lesões displásicas na maioria dos doentes. A sobrevivência livre de doença foi de 55,4% aos 3 anos, tendo diminuído para 33,9% após 5 anos. A taxa de transformação maligna foi de 7,3%. Na análise univariada, o consumo de álcool (P =	A utilização do laser de CO2 tornou-se atualmente a base do tratamento da leucoplasia oral e do pré-cancro em vários centros em todo o mundo e demonstrou ser eficaz com baixa morbilidade. A cirurgia laser também tem sido aconselhada em vez de medidas conservadoras para o pré-cancro oral

				0,034) e a doença maligna anterior (P = 0,018) revelaram-se indicadores de prognóstico significativos na análise multivariada.	
20	Dr. Mohamed Mohsen [130]	Laser de CO2	Não mencionado	algumas das lesões vaporizadas que apresentaram recidiva parcial ou completa após 6 meses de seguimento, mostraram a recidiva inicial após 3 semanas de vaporização a laser. Os melhores resultados foram obtidos em doentes sem história de hábitos tabágicos, uma vez que a cura completa foi de 87,5% (7 de 8 lesões) e a	As margens de segurança ideais recomendadas devem ter, pelo menos, 3 mm de largura; além disso, margens cirúrgicas profundas podem estar relacionadas com a recorrência da leucoplasia oral. Podem ser efectuadas mais pesquisas para avaliar a re-vaporização imediata das lesões que apresentaram recidiva inicial após 3

				recorrência completa foi de 12,5%	semanas de vaporização
21	Madhukar Natekar et al [9]	Laser de CO2 Laser de díodo Criocirurgia	Não mencionado	O estudo mostrou diferenças estatisticamente significativas ($p > 0,05$) para parâmetros de avaliação como dor, edema e cicatriz. Os parâmetros como infeção, recorrência e hemorragia não apresentaram significado estatístico. A dor foi significativamente maior no grupo de cirurgia com laser de CO2 em comparação com o grupo de laser de díodo. Não foi observada qualquer recorrência no final do	O resumo geral dos resultados do estudo mostrou que a terapia laser (CO2 e Díodo) ofereceu melhores resultados clinicamente significativos do que a crioterapia no tratamento do OL.

				período de acompanhamento de 6 meses nos três grupos de estudo.	
22	Dragana Gabrić [131]	Laser Er:YAG	Não mencionado	O grupo de controlo era constituído pelos mesmos 27 doentes previamente tratados com isotretinoína tópica a 1% três vezes por dia durante o período de um ano. Não foi observada qualquer melhoria no tamanho das lesões de leucoplasia após o tratamento com isotretinoína tópica. Houve diferenças significativas entre homens e mulheres de acordo com a localização da leucoplasia e o número de sessões de	Embora o laser Er:YAG tenha revelado resultados bem sucedidos no tratamento da leucoplasia oral, os doentes têm de ser aconselhados a fazer um acompanhamento próximo (de seis em seis meses), uma vez que existe o risco de recorrência das lesões previamente ablacionadas, bem como de desenvolvimento de novas lesões ao longo do tempo.

				laser. No seguimento após seis meses e um ano, não se registou qualquer recorrência das lesões. O laser Er:YAG é um tratamento bem sucedido para a leucoplasia oral. O tratamento tópico com isotretionina não é bem sucedido em doentes com leucoplasia oral.	

Taxa de recorrência e taxa de transformação maligna registadas em estudos anteriores						
Não.	**Autor**	**Tipo de laser**	**Tratamento**	**Acompanhamento**	**Taxa de recorrência**	**Malignidade**

1.	Alexandra Cloitre[2]	Laser de CO2	Vaporização	12 meses	54,5% nas leucoplasias homogéneas, 0% na leucoplasia não-homogénea, 18,2% na leucoplasia verrucosa proliferativa.	0%
2.	Alfonso Mogedas-Vegara[3]	Laser de CO2	Vaporização	15 meses	33,8% (Anual-35,3%)	15,4% (anual - 12,3%)
3.	Giacomo Del Corso [116]	Laser Nd: YAG e Laser Co2				
4.	Marta Vilar-Villanueva [4]	Laser de CO2	Vaporização	57,5 meses	52.6%	
5.	Nita Chainani-Wu[13]	Laser de CO2	Vaporização	3 meses	28.1%	
5.	Adela Rodriguez-Lujan [8]	LAser de Co2	Excisão	18 meses	54.17%	2%

6.	Nita Chainani-Wu [13]	Laser de CO2	Vaporização	3 meses	28.1	
7.	Peeyush Shivhare[14]	Laser de díodo				
8.	Yin-Lin Yao	AFL-PDT				
9.	Lim B et al [12]	KTP V/S Co2	Excisão	KTP- 41 meses Co2- 43 meses	KTP-25% Co2-39,5%	KTP-Co2-
10.	P.S. van der Hem	Laser de CO2	Excisão	87 meses	9.9 %	1.1%
11	Michael L. Schoelch [119]	Co2 e Nd:YAG	Excisão	12 meses	4 %	
12.	SOL SILVERMAN et al [44]	Laser de CO2	Excisão	24 meses	10.8%	2.6%
13.	Nu-Ri et al [65]	Laser de díodo	Excisão	2 meses		
14.	Peeyush Shivhare et al[14]	Laser de díodo	Excisão	6 meses	19.48%	0%
15.	KP Singh et al[113]	Laser de CO2	Vaporização	12 meses	9.10%	2.27%
16	Alexandra Cloitre [2]	Laser de CO2	Excisão	28,9 meses	18.3%	1.7%
17	Alfonso Mogedas-Vegara[3]	Laser de CO2	Vaporização	15 meses	33.8%	15.4%

18	Bernard Lim et al [12]	Laser KTP Laser de CO2	Ablação	41 meses- KTP 43 meses- CO2	KTP- 25% CO2- 29,5%	
19	A. Chandu et al [79]	Laser de CO2	Ablação	47,2 meses	28.9%	7.3%
20	Dr. Mohamed Mohsen [130]	Laser de CO2	Vaporiza ção	6 meses	40%	
21	Madhukar Natekar et al [9]	Laser de CO2 Laser de díodo Criociru rgia	Excisão	Laser de CO2 - 18 meses Laser de díodo - 12 meses Criocirurgia - 24 meses	Não menciona do	Não menciona do
22	Dragana Gabrić [131]	Laser Er:YAG	Ablação	12 meses	74.1%	Não menciona do

DISCUSSÃO

Tem havido dificuldade em comparar as percentagens da taxa de recorrência e transformação maligna após o tratamento a laser da leucoplasia oral relatadas na literatura, devido à presença de vários factores associados, como a localização da lesão, o tamanho da lesão, o número de lesões, o grau de displasia, as margens de segurança, os fenómenos de cancerização do campo, os critérios de inclusão de doentes e lesões, o tipo de laser utilizado e o período de acompanhamento.

Este estudo relata a taxa de recorrência e a transformação maligna da leucoplasia oral após a utilização do laser como modalidade de tratamento. Também discutiremos os factores acima mencionados que afectam a recorrência e a MT (transformação maligna).

Taxa de recorrência

Não existe uma definição consensual de recidiva na literatura. Alguns autores definem-na como uma lesão que ocorre no local da lesão primária após um período de remissão confirmado. Outros observam que apenas um terço das recorrências ocorre no mesmo local e, consequentemente, definem a recorrência como sendo uma nova lesão que surge após a excisão e que possivelmente difere da inicial. [118]

Esta definição favorece a utilização do termo "distúrbio" em vez de lesão, especialmente para a leucoplasia, reconhecendo o facto de que a recorrência (ou transformação maligna) pode ocorrer noutro local da boca ou do trato aerodigestivo superior.

As diferentes definições de recorrência constituem um obstáculo a uma comparação clara entre os estudos. De acordo com o "fenómeno de recorrência", os tecidos epiteliais periféricos adjacentes clinicamente normais contêm células activas abundantes na camada de células basais. Estas células activas podem proliferar no futuro e causar recorrências. Peeyush [14]

A taxa de recorrência no estudo de Marta Villar [4] foi de 52,6% após um período médio de seguimento de 4,8 anos. Esta percentagem é elevada quando comparada com outros estudos. Na literatura, essa taxa varia entre 3,1% e 40,7% para um tempo de acompanhamento de 1 a 6,4 anos (Mogedas-Vegara et al., 2016).

No estudo realizado por Lim B et al [12], a taxa bruta de recorrência para os grupos KTP e CO2 foi de 25% e 39,5%, respetivamente.

Chainani Wu et al [13], num estudo, encontraram (28,1%) de recorrência de leucoplasia no prazo de três meses após a vaporização com laser de CO2 e o carcinoma verrucoso/hiperplasia verruciforme apresentou a taxa de recorrência mais elevada.

Independentemente do tipo de tratamento, uma única variável significativa relacionada com a recorrência é a presença de uma lesão não homogénea, que mostrou a taxa de recorrência mais elevada no estudo realizado por Giacomo dercorso [116]

A recorrência pode também resultar de um conceito de alterações de campo ou de cancerização: alterações genéticas generalizadas na mucosa oral, desencadeadas por factores ambientais (por exemplo, tabagismo e álcool), que conduzem a graus mais elevados de displasia e ao desenvolvimento de cancro [2]

É geralmente reconhecido que a "cancerização de campo" ou a -chamada "mudança de campo" do cancro desempenha um papel significativo na ocorrência de células displásicas perto dos carcinomas espinocelulares orais e de outras OPMD. Peeyush [14]

Slaughter et al. utilizaram pela primeira vez o termo "**campo de cancerização**" em 1953 (Slaughter et al., 1953), ao aperceberem-se que os doentes com CCEO apresentavam frequentemente lesões pré-malignas e que muitas vezes tinham múltiplos tumores primários no trato aerodigestivo superior (TSA), e colocaram a hipótese de que o epitélio do TSA apresentava uma maior proporção de lesões pré-malignas do que outros tecidos devido a múltiplas anomalias genéticas em toda a região do tecido (Thomson, 2002; Thomson e Wylie, 2002; Feller e Lemmer, 2011).

O papel da cancerização do campo é especialmente importante em lesões disseminadas como o PVL, como demonstrado por Bagán et al. (22). É mais provável que as margens cirúrgicas estejam dentro de uma área de alteração de campo: à medida que a área é mais ampla, com epitélio clinicamente normal, é mais provável que ocorra recorrência. Alexndra [2]

Atualmente, não se sabe se a largura **da margem de** ressecção é um fator de recorrência e não existe nenhum marcador molecular que determine este risco. Não existem critérios uniformes disponíveis, embora seja recomendado respeitar alguns milímetros da margem; no entanto, foi demonstrado que podem existir alterações no núcleo celular para além do local onde a leucoplasia é visível (Van der Waal, 2009; Brouns et al., 2014).

Através da análise de regressão logística, observou-se que as lesões tratadas sem margens de segurança apresentavam um risco de recidiva 5 vezes superior ao das lesões tratadas com margens. De facto, a recorrência das lesões tratadas com uma margem de pelo menos 3 mm a partir dos limites visíveis da lesão foi muito inferior à das lesões tratadas sem qualquer margem ($p<0,05$), sendo esta a única variável clínica significativa em relação à recorrência no estudo de sobrevivência, uma vez utilizado o teste log-rank, apesar do menor número de casos e do menor tempo de seguimento. Marta Villar [4]

Estes resultados estão de acordo com o ensaio clínico efectuado por Romeo et al., no qual se obteve uma recorrência de 45,5% no grupo tratado sem margens, em comparação com uma recorrência de 36,4% no grupo tratado com pelo menos 3 mm de margem, após 6 meses de seguimento (Romeo et al., 2020).

Além disso, um estudo realizado por Chainani-Wu et al. (2015) [13], no qual foram avaliadas lesões de OL, observou-se uma má acessibilidade às margens das lesões, sendo a cavidade oral dividida em 3 áreas, denotadas da melhor para a pior acessibilidade, como indicador de recidiva precoce do OL, destacando a importância da eliminação adequada das margens do OL. Marta Villar[4]

Embora não haja evidência científica de que qualquer tratamento previna **o aparecimento de CCEO**, é seguro tratar e acompanhar sucessivamente a leucoplasia, quer a displasia esteja ou não presente (Chandu e Smith[79], 2005; Van der Waal, 2009; Santos et al., 2010; Jerjes et al., 2011; Yang et al., 2011; Goodson et al., 2012; Ho et al., 2013). A gravidade da displasia é o fator de risco mais comum associado à transformação maligna (Chandu e Smith, 2005[79]; Goodson et al., 2012)

As caraterísticas mais relevantes que aumentam o risco de transformação maligna são o subtipo não homogéneo, o tamanho (>4 cm), a presença de displasia e a localização na língua ou no pavimento da boca (7). A idade avançada e o sexo feminino também são determinantes importantes na avaliação do potencial maligno (24) Alexendra [2]

A leucoplasia verucosa proliferativa apresentou as taxas mais elevadas de transformação em carcinoma num estudo realizado por Schoelch ML [119]

Um estudo realizado por Ishii et al. [11] relatou a ocorrência de transformação maligna na leucoplasia mesmo após a evaporação do laser, exigindo assim um acompanhamento sistemático -dos indivíduos. Diferentes estudos mostraram taxas de transformação maligna de 4,12% [11] e 11,4% [17] após o tratamento com laser.

A transformação maligna não foi observada no estudo realizado por Peeyush [14], cujo objetivo era analisar a eficácia dos lasers de díodo no tratamento da leucoplasia. Um estudo realizado por Shi-wang et al, no qual o OL foi tratado com laser de Co2, mostrou uma taxa de transformação maligna de 9,5%.

Um estudo de Schepman et al (pia lopez) sugeriu que a história natural das leucoplasias orais pode ser independente do tratamento recebido e que existe um subgrupo de lesões destinadas a sofrer transformação maligna independentemente da estratégia terapêutica adoptada.

O **grau de displasia** é um dos factores mais frequentemente associados à recorrência (Pedrosa et al., 2015; Yang et al., 2011; Yang et al., 2021). Pedrosa et al. (2015) associaram a displasia de alto grau a uma SLD de 25% aos 6 meses após o tratamento com laser, em comparação com uma SLD de 94% em doentes com displasia de baixo grau ou sem displasia.

Da mesma forma, um estudo realizado por Yang et al. (2011) mostrou que os pacientes que não deixam de fumar ou mascar bétel após o procedimento cirúrgico, os que têm lesões multifocais, os que têm formas não homogéneas e os que têm um alto grau de displasia têm uma maior tendência para a recorrência.

O estudo de Marta Villar não observou uma relação estatisticamente significativa entre displasia e recorrência; no entanto, observámos um risco 2,7 vezes maior de recorrência em doentes que apresentavam displasia ligeira. Neste contexto, os nossos dados são limitados porque apenas os doentes com displasia ligeira ou sem displasia foram submetidos a tratamento com laser[4].

Na literatura, as variáveis significativamente associadas à recorrência de OPMD tratadas com vaporização a laser de CO2 são o consumo de álcool e a malignidade prévia (11), a localização da gengiva (18) e a displasia de grau moderado a alto (17). Os resultados contraditórios podem ser explicados pelo facto de a displasia grave não ter sido incluída no estudo (pelo que a displasia remanescente tinha um baixo risco de recorrência) e pelo pequeno tamanho da amostra do estudo realizado por Alexndra. [2]

No estudo de Marta Villlar, os doentes que **continuaram a fumar** ou que recomeçaram a fumar durante o período de seguimento tinham um risco de recorrência duas vezes superior ao dos doentes que deixaram de fumar. No entanto, este fator não foi estatisticamente significativo (p = 0,294). [4]

Outros autores, como Romeo et al. (2020), relataram achados semelhantes, observaram que houve uma relação significativa entre o consumo de tabaco e a resolução completa da OL após a terapia, com uma menor percentagem de resolução completa relatada em ex-fumantes (42,8%). Yang et al. (2011) também estabeleceram que continuar a consumir tabaco ou mascar bétel estava significativamente relacionado à recorrência pós-operatória.

No entanto, muitos outros estudos não mostraram qualquer associação entre este fator e a recorrência de lesões de OL (Chainani-Wu et al., 2015[13]; Del Corso et al., 2015; Mogedas-Vegara et al., 2015; Monteiro et al., 2017; Pedrosa et al., 2015).

Num estudo sobre a excisão da leucoplasia oral realizado por Shi-Wang et al, os factores, incluindo o sexo, a idade, o índice de massa corporal, a história de cancro da cabeça e do pescoço, a história de radioterapia, o consumo de cigarros, o consumo de álcool, a mastigação de betel quid, a infeção por cândida, a diabetes, a toma de metformina, a doença multifocal e os subsítios do OL não foram significativamente associados à recorrência pós-operatória.

Chandu e Smith (2005) [79] salientaram que o consumo de álcool e uma história prévia de lesões malignas eram factores de recorrência. Pelo contrário, outros estudos não encontraram qualquer relação com nenhum dos factores analisados. É o caso do estudo de Thomson e Wylie (2002), em que o consumo de tabaco e álcool, a aparência inicial da lesão e o diagnóstico histológico não se relacionaram com a recorrência. Marta Villar [4]

No entanto, o estudo de Rodriguez-Lujan A et al [8] demonstrou que, em doentes com LPO, as variáveis tabaco, forma clínica, localização e tamanho não indicam um maior risco de recorrência após a cirurgia

As taxas de recorrência e transformação maligna para a amostra do estudo de Afonso Mogedas [3] foram de 33,8% e 15,4%, respetivamente, comparáveis às encontradas na literatura (7,7%-40% para recorrências e 0,83%-14% para transformação maligna).

O estudo clínico prospetivo efectuado por Rodriguez-Lujan A et al [8] mostrou que, no seguimento de 18 meses de casos de leucoplasia oral tratados com laser de CO2, a taxa de recorrência foi de 54,17% e a taxa de transformação maligna foi de 2%. Enquanto que A. Chandu et al [79], no seu estudo, encontrou uma taxa de recorrência de 24% e uma taxa de transformação maligna de 7,3%.

As recorrências também podem estar relacionadas com a localização da lesão e com a presença da lesão durante um período prolongado[14]. A gengiva apresentou as recorrências mais elevadas, uma vez que a excisão a laser não foi efectuada em nenhum caso devido à espessura limitada disponível.

No que diz respeito ao **número de lesões**, os dados registados na literatura são algo controversos. Mogedas-Vegara et al. (2015) não determinaram uma relação estatisticamente significativa entre lesões múltiplas e recorrência ou transformação maligna. Pelo contrário, Yang et al. (2011) estabeleceram que havia uma relação estatisticamente significativa entre lesões multifocais e recorrência.

O estudo de Marta Villar [4] mostra que os doentes com lesões múltiplas tinham um risco 2,5 vezes maior de recorrência ($p = 0,113$) do que os doentes com uma única lesão.

Estudos anteriores de leucoplasia tratada com laser efectuados por Ishii et al. [11] e Yang et al. [17] mostraram uma taxa de recorrência de 29,3% e 17,5%, respetivamente, enquanto uma meta-análise efectuada por de Pauli Paglioni et al. [18] concluiu que a taxa de recorrência global era de 16,5%. Neste caso, peeysh observou uma taxa de recidiva de 19,48% (15/77 lesões). A taxa de recorrência foi maior para a ablação a laser do que para a excisão a laser. Além disso, a lesão gengival apresentou uma taxa de recorrência máxima (50%) em comparação com os outros locais.

Num estudo retrospetivo de Yang et al., 2021, que analisou lesões do OL lingual tratadas com excisão a laser de CO2, ao realizar o estudo de regressão logística multivariada, o único fator de prognóstico para a recorrência foi o **tamanho da lesão**.

O PVL tem uma elevada taxa de recorrência e uma tendência para a transformação maligna (Capella et al., 2017). O diagnóstico desta entidade é complexo, e é possível que muitos OLs multifocais possam evoluir para PVL, explicando assim a elevada tendência para a recorrência Marta Villar[4].

Enquanto Yang et al., 2011; Ho et al., 2013; Kumar et al., 2013; Lopez-Jornet e Camacho-Alonso,2013 afirmaram que *a transformação maligna da leucoplasia é independente do* tratamento, e parece que as áreas com alterações pré-neoplásicas moleculares podem dar origem a múltiplas lesões. Apesar dos avanços na biologia molecular, não existem atualmente marcadores que permitam prever a transformação maligna da leucoplasia oral; por conseguinte, vários autores recomendam a excisão de qualquer leucoplasia, quer esteja ou não presente displasia (van der Waal, 2009; Ho et al., 2013; Kumar et al., 2013; Brouns et al., 2014).

A deteção precoce de lesões intraorais pré-malignas e malignas melhora as taxas de sobrevivência a longo prazo e minimiza as necessidades de tratamento (Deppe et al., 2012; Ho et al., 2013).

De acordo com os dados de Marta Vilar [4], a sobrevivência livre de doença (DFS) foi de 52,9% durante o primeiro ano. Pedrosa et al. (2015) relataram uma SLD de 88% após um ano de acompanhamento; Chandu e Smith (2005) [79] encontraram uma SLD de 55,4% aos 3 anos, que diminuiu para 33,9% aos 5 anos, indicando assim a importância de realizar um acompanhamento regular a longo prazo, a fim de detetar possíveis recorrências.

Lim et al. (2010) obtiveram uma SLD de 57,5% aos 3 anos e 35,9% aos 5 anos. Estas diferenças em relação a outros estudos podem dever-se ao facto de a maioria dos doentes do presente estudo ter sido tratada sem margens, e estes doentes têm um período de seguimento mais longo porque foram tratados com margens numa fase mais tardia[12].

Como se pode observar no estudo de Rodrigue A, em que a leucoplasia oral foi tratada por ressecção com laser de CO2, a curva de sobrevivência desenvolvida através do método de Kaplan-Meier, a sobrevivência livre de doença dos doentes aos 18 meses foi de 23,3 ± 0,06, com uma estimativa de 10,2 ± 0,8 meses (95% CI = 8,63-11,8) em média

Acompanhamento

Atualmente, não existem provas sobre o possível valor do acompanhamento. No entanto, devido à elevada taxa de recorrência, Van der Waal, 2009, recomenda um acompanhamento de 3 em 3 meses no primeiro ano, de 6 em 6 meses no segundo ano e, posteriormente, anualmente para toda a vida.

Complicações

No estudo de Marta Villar[4], foram observadas complicações após o tratamento com laser de CO2, nomeadamente dor e formação de granulomas. A dor é a complicação mais frequentemente registada (Chee & Sasaki, 2013; Deppe et al., 2012; Romeo et al., 2020; Tambuwala et al., 2014 [121]).

Apesar disso, López-Jornet e Camacho-Alonso (2013) concluíram que a dor e o inchaço são mais frequentes com o uso do bisturi frio do que com o laser de CO2 e, diferentemente do nosso estudo, não observaram formação de granuloma. Outras complicações menos frequentes relatadas na literatura incluem granulomas, sangramento, parestesia, sialoadenite, cefaleia, dificuldade para falar ou engolir e obstrução da glândula submandibular, entre outras

Após a vaporização com laser de CO2, Alexndra [2] observou complicações menores em 9 casos (36%). Outros pesquisadores não indicaram o surgimento de complicações (9,10,13,19), não relataram nenhuma complicação (14,17,20) ou apresentaram taxas de complicações significativamente menores, variando de 2,9% a 7,7% (11,16,18). No entanto, não existe uma definição padronizada de complicação após o tratamento, de modo que esses achados podem incluir diferentes eventos. Foram relatados casos excepcionais de parestesia e anestesia do nervo mental (11,16).

Num estudo realizado por Peeyush [14], cujo objetivo era analisar a eficácia dos lasers de díodo no tratamento da leucoplasia, foram observadas pequenas cicatrizes em 5/77 (6,49%) lesões. As cicatrizes foram observadas na excisão a laser em vez da ablação a laser, possivelmente devido a um envolvimento mais profundo. Lesão do tipo granuloma piogénico, pontuação de dor pós-operatória (EVA) ligeira a moderada após o tratamento com laser. Os casos com excisão a laser registaram mais dor em comparação com os do grupo de ablação a laser.

Pia Lopez Jornet efectuou um ensaio aleatório controlado para comparar a dor e o inchaço após a remoção de leucoplasia oral com laser de CO2 e bisturi a frio. O laser de CO2 mostrou uma menor dor e inchaço pós-operatório do que os pacientes tratados com uma faca fria, com diferenças estatisticamente significativas durante os primeiros três dias após a cirurgia.

As observações do estudo realizado por Natekar M. et al indicaram que, apesar de as modalidades cirúrgicas serem eficazes para o tratamento da leucoplasia, os lasers de CO2 e de díodo provaram ser uma melhor opção em termos de redução da intensidade da dor, da infeção e da formação de cicatrizes.

Tendo em conta os dados fornecidos por Paolo Giacomo Arduino [132], obtém-se uma estabilidade a longo prazo dos resultados pós-operatórios imediatos com lasers. Além disso, muito recentemente foi referido que a utilização do laser Er:YAG em doentes com LM proporcionou um resultado significativamente melhor do que a utilização do bisturi tradicional em doentes com LM.

Num estudo efectuado por Sunil Vasudev, foram avaliados os resultados do laser de Co2 como modalidade cirúrgica na excisão da leucoplasia oral, tendo-se verificado que a cicatrização era satisfatória e que a fibrose era mínima, o que significava uma melhor qualidade de vida para o doente

Modo de laser

Muito poucos estudos na literatura consideraram efetivamente a potência e o modo de laser mais adequados para o tratamento de lesões de OL. Embora não tenham sido observadas diferenças em relação ao modo, os dados obtidos demonstram que o risco de recorrência foi 2,3 vezes superior ($p = 0,073$) no grupo em que foi utilizada uma potência laser inferior a 6,8 W.

No que diz respeito ao modo de laser, Deppe et al. (2012) verificaram que as taxas de recorrência mais baixas, estatisticamente significativas, foram obtidas quando se utilizou a técnica de entrega do feixe de laser contínuo desfocado, seguida do scanner de modo de onda contínua plus e do scanner de modo de pulso superpulsado, e, do mesmo modo, foi determinado que outras técnicas com menor penetração dos efeitos térmicos não conseguiram atingir as células mais profundas, produzindo, por conseguinte, taxas de recorrência mais elevadas.

Em relação à técnica utilizada, Nammour et al. (2017) verificaram que o método em que foi realizada a vaporização superficial completa da lesão em 2 execuções teve uma taxa de sucesso menor em comparação com outros métodos em que foi realizada a excisão. Marta Villar [4]

Tipo de laser

Embora a excisão com laser de CO2 tenha sido tradicionalmente aplicada no tratamento da leucoplasia oral, pode ser difícil minimizar a lesão da região submucosa durante o procedimento, apesar de uma operação cuidadosa. Por conseguinte, a aplicação do laser de díodo pulsado (PDL) de 585 nm a doenças benignas das cordas vocais foi relatada e sugeriu que o PDL é superior ao laser de CO2. Park, Hwang CS [119,120]

O mecanismo para remover um tecido com a PDL é a fotocoagulação da microcirculação submucosa. Em particular, a PDL desnatura as fibras de ancoragem da membrana basal localizadas na lâmina lúcida da membrana basal através de um efeito fotoacústico ou fototérmico e cria um plano de clivagem entre o epitélio e a lâmina própria superficial. Franco RA Jr [121].

O laser KTP de 532 nm tem o comprimento de onda semelhante ao PDL e é um laser angiolítico que foi desenvolvido para a fotocoagulação de microvasculaturas na área submucosa. O estudo anterior referiu que o laser KTP pode ser mais eficaz do que o laser de CO2 na prevenção de recorrências de leucoplasia oral devido à sua maior penetração nos tecidos e maior dispersão térmica. Lim B, Chandu [12] [79] Contudo, uma vez que os lasers KTP foram utilizados para excisar, e não para ablacionar, lesões, o efeito de fotocoagulação do laser KTP não foi utilizado nos estudos anteriores.

No caso relatado por Nu-ri et al., após a irradiação do laser de díodo de 532 nm na leucoplasia oral, a clivagem entre a camada mucosa e a camada submucosa foi facilmente efectuada. Após a operação, a mucosa cicatrizou sem dor intensa e sem contratura cicatricial, com danos mínimos nos tecidos colaterais, através da fotocoagulação da estrutura microvascular em torno da membrana basal[65].

Ao comparar o laser de díodo com outros lasers no tratamento da leucoplasia, o laser de díodo parece ter uma dor pós-operatória significativamente menor do que o laser de CO2 ao longo de 2 semanas [16] e um melhor controlo da hemorragia e satisfação do doente do que o laser de Er, Cr: YSGG.[26] Peeyush [14]

Natekar M. et al afirmaram que, em termos de dor, o laser de díodo provou ser mais eficaz do que o tratamento com laser de CO2.

Num estudo preliminar realizado por Usama A Rashid Kharadi, concluiu-se que o laser de díodo de 940 nm pode ser utilizado com segurança e eficácia como modalidade de tratamento da leucoplasia homogénea, sem qualquer complicação e sem comprometer a saúde e a função dos pacientes.

O laser de díodo tem mostrado resultados frutíferos no tratamento da leucoplasia oral. Os benefícios clínicos do laser de díodo não se baseiam completamente na preservação do volume sanguíneo ou na poupança de tempo, mas na sua capacidade de aumentar a profundidade de penetração quando comparado com o laser de CO2, o que ajuda a reduzir o potencial de recorrência.K Naga

Para além disso, os resultados do estudo de Nena Matulic mostram que tanto o laser Er:YAG como o Er,Cr:YSGG são eficazes na remoção da leucoplasia oral sem efeitos adversos significativos no intra-operatório ou no pós-operatório e sem recorrência após 1 ano de seguimento.

RESUMO

Antes de iniciar o tratamento da leucoplasia oral, devemos concentrar-nos nos factores de risco associados, como os hábitos tabágicos, o abuso de álcool, os factores irritantes locais e as infecções crónicas. É preferível tratar a leucoplasia oral sem displasia e não deixá-la à espera para ver.

É importante averiguar os limites das lesões para detetar se houve recidiva periférica. Os efeitos benéficos da utilização do laser de CO2 nos procedimentos cirúrgicos dos tecidos moles proporcionaram um procedimento cirúrgico adequado e rápido, danos mínimos nos tecidos adjacentes, um controlo hemostático e uma boa visibilidade do campo operatório.

As margens de segurança de 1 mm não são suficientes; as margens de segurança ideais recomendadas devem ter, pelo menos, 3 mm de largura. Além disso, as margens cirúrgicas profundas podem estar relacionadas com a recorrência da leucoplasia oral.

A contração dos tecidos no pós-operatório foi significativamente reduzida, bem como a elasticidade na região dos tecidos tratados com laser. Em particular, a mobilidade da língua tem um grande impacto na produção da fala e na deglutição, que são dois dos parâmetros essenciais da qualidade de vida.

Seis meses de seguimento não é um período suficiente para avaliar a taxa de recorrência. A lesão deve ser mantida sob vigilância apertada, com acompanhamento e biopsias frequentes.

Referências

1. Yang SW, Lee YS, Chang LC, Hwang CC, Chen TA. Caraterísticas clínico-patológicas e resultados do tratamento da leucoplasia oral por excisão com laser de dióxido de carbono em pacientes idosos. Head & Neck. 2020 maio;42(5):1014-23.
2. Cloitre A, Rosa RW, Arrive E, Fricain JC. Resultados da vaporização a laser de CO2 no tratamento de doenças orais potencialmente malignas. Medicina Oral, Patologia Oral y Cirugia Bucal. 2018 Mar;23(2):e237.
3. Mogedas-Vegara A, Hueto-Madrid JA, Chimenos-Küstner E, Bescós-Atín C. O tratamento da leucoplasia oral com o laser de CO2: Um estudo retrospetivo de 65 pacientes. Journal of Cranio-Maxillofacial Surgery. 2015 Jun 1;43(5):677-81.
4. Vilar-Villanueva M, Somoza-Martín JM, Blanco-Carrión A, García-García A, García-Carnicero T, Marichalar-Mendía X, Gallas-Torreira M, Gándara-Vila P. Importância da margem de vaporização durante o tratamento com laser de CO2 da leucoplasia oral: um estudo de sobrevivência. Oral Diseases. 2023 Oct;29(7):2689-95.
5. Yao YL , Wang YF, Li CX, Wu L, Tang GY. Tratamento da leucoplasia oral através de terapia fotodinâmica assistida por laser fraccionado ablativo: Um estudo retrospetivo de 3 anos de 48 pacientes. Lasers em Cirurgia e Medicina. 2022 Jul;54(5):682-7.
6. Axell T, Pindborg JJ, Smith CJ, van der Waal I: Lesões brancas orais com especial referência a lesões pré-cancerosas e relacionadas com o tabaco: conclusões de um simpósio internacional realizado em Uppsala, Suécia, 18e21 de maio de 1994. International Collaborative Group on Oral White Lesions. J Oral Pathol Med 25: 49e54, 1996
7. Jurczyszyn K, Kozakiewicz M. Aplicação da análise da textura e da dimensão fractal para estimar a eficácia do tratamento da leucoplasia oral com um laser Er: YAG - um estudo prospetivo. Materials. 2020 Aug 15;13(16):3614.
8. González Moles MA, González Ruiz L. Leucoplasia oral, una revisión de los aspectos esenciales de su diagnóstico y tratamiento. Atual Med. 2018; 103: 44---6.[consultado 3 Ene 2019].
9. Rodriguez-Lujan A, López-Jornet P, Pons-Fuster López E. Recorrência de leucoplasia oral após ressecção com laser de CO2: um estudo longitudinal prospetivo. Cancros. 2022 Nov 6;14(21):5455.

10. Natekar M, Raghuveer HP, Rayapati DK, Shobha ES, Prashanth NT, Rangan V, Panicker AG. Uma avaliação comparativa: Tratamento cirúrgico da leucoplasia oral com laser de díodo, CO.
11. Dong Y, Chen Y, Tao Y, Hao Y, Jiang L, Dan H, Zeng X, Chen Q, Zhou Y. Transformação maligna da leucoplasia oral tratada com laser de dióxido de carbono: uma meta-análise. Lasers in Medical Science. 2019 Feb 6;34:209-21.
12. Gabrić D, Brailo V, Ivek A, Krpan K, Matulić N, Vrdoljak DV, Baraba A, Vučićević Boras V. Avaliação do inovador laser Er: YAG controlado digitalmente no tratamento cirúrgico da leucoplasia oral - um estudo preliminar. Ata Clinica Croatica. 2019 Dec 1;58(4.):615-20.
13. Lim B, Smith A, Chandu A. Treatment of oral leukoplakia with carbon dioxide and potassium-titanyl-phosphate lasers: a comparison. Journal of oral and maxillofacial surgery. 2010 Mar 1;68(3):597-601.
14. Chainani-Wu N, Lee D, Madden E, Sim C, Collins K, Silverman Jr S. Preditores clínicos de recorrência de leucoplasia oral após vaporização com laser de CO2. Jornal de Cirurgia Cranio-Maxilo-Facial. 2015 Nov 1;43(9):1875-9.
15. Shivhare P, Haidry N, Kumar A, Parihar A, Singh A, Subramanyam S. Diode laser in the management of leukoplakia-a retrospective study. Anais de Cirurgia Maxilofacial. 2022 Jul 1;12(2):178-84.
16. Matulić N, Bago I, Sušić M, Gjorgievska E, Kotarac Knežević A, Gabrić D. Comparação de Er: YAG e Er, Cr: YSGG laser no tratamento de lesões de leucoplasia oral refratárias à terapia retinoide local. Photobiomodulation, Photomedicine, and Laser Surgery. 2019 Jun 1;37(6):362-8.
17. Cawson RA, Odell EW. Cawson's Essentials of Oral Pathology and Oral Medicine (Fundamentos de Patologia Oral e Medicina Oral de Cawson). Edimburgo; Churchill Livingstone/Elsevier, 2008; 2008.
18. Pindborg J, Reichart P, Smith C et al. Histological Typing of Cancer and Precancer of the Oral Mucosa, Em Colaboração com L.H.Sobin e Patologistas em 9 Países. Springer Science & Business Media; 2012.
19. Warnakulasuriya S, Johnson NW, Van der waal I. Nomenclatura e classificação de doenças potencialmente malignas da mucosa oral. J Oral Pathol Med. 2007;36(10):575-80.
20. Villa A, Woo SB. Leucoplasia - Um Algoritmo de Diagnóstico e Gestão. J Oral Maxillofac Surg. 2017;75(4):723-734.

21. Van der waal I. Oral leukoplakia, the ongoing discussion on definition and terminology. Med Oral Patol Oral Cir Bucal. 2015;20(6):e685-92.
22. Sudbø J, Reith A. The evolution of predictive oncology and molecular-based therapy for oral cancer prevention (A evolução da oncologia preditiva e da terapia de base molecular para a prevenção do cancro oral). Int J Cancer. 2005;115(3):339-45.
23. Vivek V, Jayasree RS, Balan A, Sreelatha KT, Gupta AK. Threeyear follow-up of oral leukoplakia after neodymium:yttrium aluminum garnet (Nd:YAG) laser surgery. Lasers Med Sci. 2008;23(4):375-9.
24. Epstein JB, Gorsky M. Aplicação tópica de vitamina A na leucoplasia oral: Uma série de casos clínicos. Cancer. 1999;86(6):921-7.
25. Saito T, Sugiura C, Hirai A, et al. Desenvolvimento de carcinoma de células escamosas a partir de leucoplasia oral pré-existente: relativamente à modalidade de tratamento. Int J Oral Maxillofac Surg. 2001;30(1):49-53.
26. Ishii J, Fujita K, Munemoto S, Komori T. Tratamento da leucoplasia oral por cirurgia a laser: relação entre recorrência e transformação maligna e caraterísticas clinicopatológicas. J Clin Laser Med Surg. 2004;22(1):27-33.
27. Van der waal I, Schepman KP, Van der meij EH, Smeele LE. Leucoplasia oral: uma revisão clinicopatológica. Oral Oncol. 1997;33(5): 291-301.
28. Neville BW, Day TA. Cancro oral e lesões pré-cancerosas. CA Cancer J Clin. 2002;52(4):195-215.
29. Reibel J. Prognóstico das lesões pré-malignas orais: importância das caraterísticas clínicas, histopatológicas e biológicas moleculares. Crit Rev Oral Biol Med. 2003;14(1):47-62.
30. Kramer IR, Lucas RB, Pindborg JJ, Sobin LH. Definição de leucoplasia e lesões relacionadas: uma ajuda para estudos sobre pré-cancro oral. Oral Surg Oral Med Oral Pathol. 1978;46(4):518-39.
31. Lin HP, Chen HM, Cheng SJ, Yu CH, Chiang CP. Crioterapia com Cryogun para leucoplasia oral. Head Neck. 2012;34(9):1306-11.
32. Ishii J, Fujita K, Komori T. A cirurgia laser como tratamento da leucoplasia oral. Oral Oncol. 2003;39(8):759-69.
33. Omaye ST, Krinsky NI, Kagan VE, Mayne ST, Liebler DC, Bidlack WR. beta-caroteno: amigo ou inimigo? Fundam Appl Toxicol. 1997;40(2):163-74.
34. Girod SC, Pfahl M. Acções dos retinóides e implicações para a prevenção e terapia do cancro oral. Int J Oral Maxillofac Surg. 1996;25(1):69-73.

35.Lumerman H, Freedman P, Kerpel S. Displasia epitelial oral e desenvolvimento de carcinoma de células escamosas invasivo. Oral Surg Oral Med Oral Pathol Oral Radiol Endod. 1995;79(3):321-9.
36.Vedtofte P, Holmstrup P, Hjørting-hansen E, Pindborg JJ. Tratamento cirúrgico de lesões pré-malignas da mucosa oral. Int J Oral Maxillofac Surg. 1987;16(6):656-64.
37.Gorsky M, Epstein JB. O efeito dos retinóides nas lesões orais pré-malignas: foco na terapia tópica. Cancer. 2002;95(6):1258-64.
38.Wong F, Epstein J, Millner A. Treatment of oral leukoplakia with topical bleomycin. Um estudo piloto. Cancer. 1989;64(2):361-5.
39.Epstein JB, Gorsky M, Wong FL, Millner A. Topical bleomycin for the treatment of dysplastic oral leukoplakia. Cancer. 1998;83(4): 629-34.
40.Britton G. Structure and properties of carotenoids in relation to function. FASEB J. 1995;9(15):1551-8.
41.Krinsky NI. Mecanismo de ação dos antioxidantes biológicos. Proc Soc Exp Biol Med. 1992;200(2):248-54.
42.Parker RS. Absorption, metabolism, and transport of carotenoids (Absorção, metabolismo e transporte de carotenóides). FASEB J. 1996;10(5):542-51.
43.Sankaranarayanan R, Mathew B, Varghese C, et al. Chemoprevention of oral leukoplakia with vitamin A and beta carotene: an assessment. Oral Oncol. 1997;33(4):231-6.
44.Liede K, Hietanen J, Saxen L, et al. Long-term supplementation with alpha-tocopherol and beta-carotene and prevalence of oral mucosal lesions in smokers. Oral Dis. 1998;4(2):78-83.
45.Kaugars GE, Silverman S, Lovas JG, Thompson JS, Brandt RB, Singh VN. Use of antioxidant supplements in the treatment of human oral leukoplakia (Utilização de suplementos antioxidantes no tratamento da leucoplasia oral humana). Oral Surg Oral Med Oral Pathol Oral Radiol Endod. 1996;81(1):5-14.
46.Erhardt JG, Mack H, Sobeck U, Biesalski HK. Concentração de beta-caroteno e alfa-tocoferol e estado antioxidante em células da mucosa bucal e plasma após suplementação oral. Br J Nutr. 2002;87(5):471-5.
47.Malaker K, Anderson BJ, Beecroft WA, Hodson DI. Tratamento da displasia da mucosa oral com ácido beta-caroteno retinóico: um estudo piloto cruzado. Cancer Detect Prev. 1991;15(5):335-40.
48.Mayne ST. Beta-caroteno, carotenóides e prevenção de doenças em humanos. FASEB J. 1996;10(7):690-701.

49. Licopeno. Monografia. Altern Med Rev. 2003;8(3):336-42.
50. Rao AV, Agarwal S. Role of antioxidant lycopene in cancer and heart disease. J Am Coll Nutr. 2000;19(5):563-9.
51. Riccioni G, Mancini B, Di ilio E, Bucciarelli T, D'orazio N. Protective effect of lycopene in cardiovascular disease. Eur Rev Med Pharmacol Sci. 2008;12(3):183-90.
52. Boileau TW, Boileau AC, Erdman JW. Biodisponibilidade dos isómeros trans e cis do licopeno. Exp Biol Med (Maywood). 2002;227(10):914-9.
53. Michael mcclain R, Bausch J. Resumo dos estudos de segurança efectuados com licopeno sintético. Regul Toxicol Pharmacol. 2003;37(2): 274-85.
54. Ribeiro AS, Salles PR, Da silva TA, Mesquita RA. Uma revisão do tratamento não cirúrgico da leucoplasia oral. Int J Dent. 2010;2010:186018.
55. Naidu KA. A vitamina C na saúde e na doença humana continua a ser um mistério? Uma visão geral. Nutr J. 2003;2:7.
56. Kallner AB, Hartmann D, Hornig DH. On the requirements of ascorbic acid in man: steady-state turnover and body pool in smokers. Am J Clin Nutr. 1981;34(7):1347-55.
57. Frei B, England L, Ames BN. O ascorbato é um excelente antioxidante no plasma sanguíneo humano. Proc Natl Acad Sci USA. 1989;86(16):6377-81.
58. Levine M, Conry-cantilena C, Wang Y, et al. Vitamin C pharmacokinetics in healthy volunteers: evidence for a recommended dietary allowance. Proc Natl Acad Sci USA. 1996;93(8):3704-9.
59. Barth TJ, Zöller J, Kübler A, Born IA, Osswald H. Rediferenciação da mucosa oral displásica pela aplicação dos antioxidantes beta-caroteno, alfa-tocoferol e vitamina C. Int J Vitam Nutr Res. 1997;67(5):368-76.
60. Ingold KU, Bowry VW, Stocker R, Walling C. Autoxidation of lipids and antioxidation by alpha-tocopherol and ubiquinol in homogeneous solution and in aqueous dispersions of lipids: unrecognized consequences of lipid particle size as exemplified by oxidation of human low density lipoprotein. Proc Natl Acad Sci USA. 1993;90(1):45-9.
61. Azzi A, Ricciarelli R, Zingg JM. Non-antioxidant molecular functions of alpha-tocopherol (vitamin E). FEBS Lett. 2002;519(1-3):8-10.
62. Horwitt MK. Vitamin E: a reexamination. Am J Clin Nutr. 1976;29(5):569-78.

63. Herrera E, Barbas C. Vitamin E: action, metabolism and perspectives. J Physiol Biochem. 2001;57(2):43-56.
64. David M, Hodak E, Lowe NJ. Adverse effects of retinoids (efeitos adversos dos retinóides). Med Toxicol Adverse Drug Exp. 1988;3(4):273-88.
65. Olson JA. Carotenoids and human health. Arch Latinoam Nutr. 1999;49(3 Suppl 1):7S-11S.
66. Im NR, Kim B, Kim J, Baek SK. Tratamento da leucoplasia oral com um laser de díodo pulsado de 532 nm. Lasers médicos; Engenharia, pesquisa básica e aplicação clínica. 2019 Jun 30;8(1):39-42.
67. Dimery IW, Hong WK, Lee JJ, et al. Ensaio de fase I dos efeitos do alfatocoferol na toxicidade do ácido 13-cis-retinóico. Ann Oncol. 1997;8(1):85-9.
68. Sporn MB, Newton DL. Chemoprevention of cancer with retinoids. Fed Proc. 1979;38(11):2528-34.
69. Bennett JM, Reich SD. Drogas cinco anos depois: Bleomycin.Ann Intern Med. 1979;90:945-948.
70. Sieron A, Namyslowski G, Misiolek M, Adamek M, Kawczykkrupka A. Photodynamic therapy of premalignant lesions and local recurrence of laryngeal and hypopharyngeal cancers. Eur Arch Otorhinolaryngol. 2001;258(7):349-52.
71. A. C. K¨ubler. Photodynamic therapy. Medical Laser Application, vol. 20, no. 1, pp. 37-45, 2005.
72. Konopka K, Goslinski T. Photodynamic therapy in dentistry (Terapia fotodinâmica em medicina dentária). J Dent Res. 2007;86(8):694-707.
73. Kelty CJ, Brown NJ, Reed MW, Ackroyd R. The use of 5- aminolaevulinic acid as a photosensitiser in photodynamic therapy and photodiagnosis. Photochem Photobiol Sci. 2002;1(3):158-68.
74. Lodi G, Porter S. Management of potentially malignant disorders: evidence and critique. J Oral Pathol Med. 2008;37(2):63-9.
75. Napier SS, Speight PM. História natural de lesões e condições orais potencialmente malignas: uma visão geral da literatura. J Oral Pathol Med. 2008;37(1):1-10.
76. Warnakulasuriya S, Reibel J, Bouquot J, Dabelsteen E. Sistemas de classificação da displasia epitelial oral: valor preditivo, utilidade, pontos fracos e possibilidades de melhoria. J Oral Pathol Med. 2008;37(3):127-33.
77. Marley JJ, Cowan CG, Lamey PJ, Linden GJ, Johnson NW, Warnakulasuriya KA. Management of potentially malignant oral mucosal

lesions by consultant UK oral and maxillofacial surgeons. Br J Oral Maxillofac Surg. 1996;34(1):28-36.
78. Marley JJ, Linden GJ, Cowan CG, et al. A comparison of the management of potentially malignant oral mucosal lesions by oral medicine practitioners and oral & maxillofacial surgeons in the UK. J Oral Pathol Med. 1998;27(10):489-95.
79. Schwarz F, Maraki D, Yalcinkaya S, Bieling K, Böcking A, Becker J. Cytologic and DNA-cytometric follow-up of oral leukoplakia after CO2- and Er:YAG-laser assisted ablation: a pilot study. Lasers Surg Med. 2005;37(1):29-36.
80. Chandu A, Smith AC. A utilização do laser de CO2 no tratamento de manchas brancas orais: resultados e factores que afectam a recorrência. Int J Oral Maxillofac Surg. 2005;34(4):396-400.
81. Van der hem PS, Nauta JM, Van der wal JE, Roodenburg JL. Os resultados da cirurgia com laser de CO2 em pacientes com leucoplasia oral: um acompanhamento de 25 anos. Oral Oncol. 2005;41(1):31-7.
82. Schepman KP, Van der meij EH, Smeele LE, Van der waal I. Malignant transformation of oral leukoplakia: a follow-up study of a hospital-based population of 166 patients with oral leukoplakia from The Netherlands. Oral Oncol. 1998;34(4):270-5.
83. Einhorn J, Wersall J. Incidência de carcinoma oral em pacientes com leucoplasia da mucosa oral. Cancer. 1967;20(12):2189-93.
84. Vedtofte P, Holmstrup P, Hjørting-hansen E, Pindborg JJ. Tratamento cirúrgico de lesões pré-malignas da mucosa oral. Int J Oral Maxillofac Surg. 1987;16(6):656-64.
85. Ribeiro NF, Godden DR, Wilson GE, Butterworth DM, Woodwards RT. As secções congeladas ajudam a obter margens cirúrgicas adequadas na ressecção do carcinoma oral? Int J Oral Maxillofac Surg. 2003;32(2):152-8.
86. Weijers M, Snow GB, Bezemer DP, Van dr wal JE, Van der waal I. O estado das margens cirúrgicas profundas no carcinoma de células escamosas da língua e do pavimento da boca e o risco de recorrência local; uma análise de 68 pacientes. Int J Oral Maxillofac Surg. 2004;33(2): 146-9.
87. Sako K, Marchetta FC, Hayes RL. Crioterapia da leucoplasia intra-oral. Am J Surg. 1972;124(4):482-4.
88. Saito T, Sugiura C, Hirai A, et al. Desenvolvimento de carcinoma de células escamosas a partir de leucoplasia oral pré-existente: relativamente à modalidade de tratamento. Int J Oral Maxillofac Surg. 2001;30(1):49-53.

89. Bekke JP, Baart JA. Seis anos de experiência com criocirurgia na cavidade oral. Int J Oral Surg. 1979;8(4):251-70.
90. Gongloff RK, Gage AA. Tratamento criocirúrgico de lesões orais: relato de casos. J Am Dent Assoc. 1983;106(1):47-51.
91. Farah CS, Savage NW. Crioterapia para o tratamento de lesões orais. Aust Dent J. 2006;51(1):2-5.
92. Pogrel MA. A utilização da crioterapia com azoto líquido no tratamento de lesões ósseas localmente agressivas. J Oral Maxillofac Surg. 1993;51(3):269-73.
93. Toida M, Ishimaru JI, Hobo N. Um método criocirúrgico simples para o tratamento de quistos da mucosa oral. Int J Oral Maxillofac Surg. 1993;22(6):353-5.
94. Salmassy DA, Pogrel MA. Criocirurgia com azoto líquido e enxerto ósseo imediato no tratamento de lesões primárias agressivas dos maxilares. J Oral Maxillofac Surg. 1995;53(7):784-90.
95. Leopardo PJ, Poswillo DE. Criocirurgia prática para lesões orais. Br Dent J. 1974;136(5):185-96.
96. Ben-Bassat M, Kaplan I, Shindel Y, Edlan A. O laser de CO2 na cirurgia da língua. Br J Plast Surg. 1978;31(2):155-156. 19.
97. Strong MS, Vaughan CW, Healy GB, Shapshay SM, Jako GJ. Tratamento transoral do carcinoma localizado da cavidade oral utilizando o laser de CO2. Laryngoscope. 1979;89(6 Pt 1):897-905.
98. Tuffin JR, Carruth JAS. O laser cirúrgico de dióxido de carbono. Br Dent J. 1980;149(9):255-258.
99. Frame JW. Remoção de patologia dos tecidos moles orais com o laser de CO2. J Oral Maxillofac Surg. 1985;43(11):850-5.
100. Flynn MB, White M, Tabah RJ. Utilização do laser de dióxido de carbono para o tratamento de lesões pré-malignas da mucosa oral. J Surg Oncol. 1988;37(4):232-4.
101. Goldman L, Igelman JM, Richfield DF. Impacto do laser nos nevos e melanomas. Arch Dermatol. 1964;90:71-5.
102. Rossmann JA, Brown RS, Hays GL, Lusk SS. Terapia cirúrgica com laser de dióxido de carbono para o tratamento da leucoplasia oral: um relato de caso. Tex Dent J. 1994;111(12):17-9, 21.
103. Gáspár L. A utilização de lasers de alta potência em cirurgia oral. J Clin Laser Med Surg. 1994;12(5):281-5.
104. Coluzzi DJ, Parker SP, editores. Lasers em Odontologia - Conceitos atuais.

105. Cakart K. Evaluation of patient perceptions of frenectomy: a comparison of Nd:YAG laser and conventional techniques. Photomed Laser Surg. 2008;26(2):147-52.
106. Planck M. Zur theorie des gesetzes der energievertielung im normal spektrum (Sobre a teoria da lei de distribuição de energia do espetro normal de radiação). Verhandlungen der Deutschen Physikalischen Gesellschaft im Jahre. 1900;2: 237-45
107. Einstein A. Uber einen die erzeugung und verwandlung des lichtes betreffenden heuristischen gesichtspunkt (Sobre um ponto de vista heurístico acerca da criação e conversão da luz). Ann Phys. 1905;17(6):132-48.
108. Slater J, Frank N. Electromagnetism. New York: Dover Publications; 1969, Capítulo 8.
109. Bohr N. Sobre a constituição dos átomos e das moléculas. Philos Mag. 1913;26:1-24.
110. Hummel R. Electronic properties of materials. 3ª ed. Nova Iorque: Springer-Verlag; 2001. p. 263-264, 279-281.
111. Israel M, Cobb CM, Rossmann JA, Spencer P. Os efeitos dos lasers de CO2, Nd:YAG e Er:YAG com e sem refrigerante de superfície nas superfícies das raízes dos dentes. Um estudo in vitro. J Clin Periodontol. 1997;24(9 Pt 1):595-602.
112. Featherstone JD. Lasers em medicina dentária 3. A utilização de lasers para a prevenção de cáries dentárias. Ned Tijdschr Tandheelkd. 2002;109(5):162-7.
113. Aviso sobre laser da FDA 50. Produtos laser-conformidade com IEC 60825-1, Am. 2 e IEC 60601-2-22; orientação final para a indústria e a FDA (aviso sobre laser n.º 50), 26 de julho de 2001.
114. Singh KP, Mir GM, Jeelani U, Gupta S, Koul P, Kalsotra P. Cirurgia com laser de dióxido de carbono no tratamento da leucoplasia oral. Int. J. Cont. Med. Res. 2016;3:3565-7.
115. Saibene AM, Rosso C, Castellarin P, Vultaggio F, Pipolo C, Maccari A, Ferrari D, Abati S, Felisati G. Tratamento de lesões orais benignas e malignas com laser de dióxido de carbono: indicações, técnicas e resultados para cirurgia ambulatória. The Surgery Journal. 2019 Jul;5(03):e69-75.
116. Matsumoto K, Suzuki H, Asai T, Wakabayashi R, Enomoto Y, Kitayama M, Shigeoka M, Kimoto A, Takeuchi J, Yutori H, Komori T. Clinical investigation of carbon dioxide laser treatment for lingual leukoplakia.

Journal of Oral and Maxillofacial Surgery, Medicine, and Pathology (Jornal de Cirurgia Oral e Maxilofacial, Medicina e Patologia). 2015 Jul 1;27(4):493-7.

117. Del Corso G, Gissi DB, Tarsitano A, Costabile E, Marchetti C, Montebugnoli L, Foschini MP. Evaporação a laser versus excisão a laser da leucoplasia oral: Um estudo retrospetivo com seguimento a longo prazo. Journal of Cranio-Maxillofacial Surgery. 2015 Jul 1;43(6):763-8.

118. Leuke Bandara D, Jayasooriya PR, Jayasinghe RD. Leucoplasia verrucosa proliferativa da gengiva: uma lesão precoce refractária à excisão cirúrgica. Relatos de casos em odontologia. 2019 Oct 22;2019.

119. Campos WG, Esteves CV, Gallo CD, Domaneschi C, Aranha AC, Lemos CA. Tratamento da leucoplasia bucal com laser de CO 2 (10.600 nm): Análise de 37 casos. Brazilian Oral Research. 2022 Jan 14;36:e014.

120. Schoelch ML, Sekandari N, Regezi JA, Silverman Jr S. Tratamento a laser de leucoplasias orais: um estudo de acompanhamento de 70 pacientes. The Laryngoscope. 1999 Jun;109(6):949-53.

121. Condor D, Culcițchi C, Blum R, Baru O, Buduru S, Kui A, Țig I. Uma revisão da terapia mediada por laser de CO2 para lesões da mucosa oral. Ciências Aplicadas. 2021 Aug 23;11(16):7744.

122. Tambuwala A, Sangle A, Khan A, Sayed A. Excisão de leucoplasia oral por laser de CO 2 versus bisturi tradicional: Um estudo comparativo. Jornal de cirurgia maxilofacial e oral. 2014 Sep;13:320-7.

123. Comissão Eletrotécnica Internacional. IEC 60825-1 Segurança de produtos laser - parte 1: classificação e requisitos do equipamento. Edição 3.0. maio de 2014. ISBN: 978-2-8322-1499-2.

124. Sherman DB, Ruben MP, Goldman HM. The application of laser for the spectrochemical analysis of calcifed tissues. Ann N Y Acad Sci. 1965;122:767-72.

125. Esmaeelinejad M, Bayat M, Darbandi H, et al. Os efeitos da irradiação laser de baixa intensidade na viabilidade celular e proliferação de fbroblastos de pele humana cultivados em meios com elevado teor de glucose. Lasers Med Sci. 2014;29:121-9

126. Vasudev S, Vakade CD, Paramesh RC, Ganta R. Laser de dióxido de carbono: Uma modalidade cirúrgica no tratamento da leucoplasia oral. Journal of Advanced Clinical and Research Insights. 2016 Jul 1;3(4):147-51.

127. Thomson PJ, Wylie J. Interventional laser surgery: an effective surgical and diagnostic tool in oral precancer management. Revista internacional de cirurgia oral e maxilofacial. 2002 Abr 1;31(2):145-53.
128. Park YM, Jo KH, Hong HJ, Choi HS. Resultado fonatório do laser de 585 nm/pulsado de corante no tratamento da leucoplasia glótica. Auris Nasus Larynx 2014;41:459-63
129. Hwang CS, Lee HJ, Ha JG, Cho CI, Kim NH, Hong HJ, et al. Utilização do laser de corante pulsado no tratamento do sulco vocal. Otolaryngol Head Neck Surg 2013;148:804-9
130. Franco RA Jr, Zeitels SM, Farinelli WA, Anderson RR. Tratamento da papilomatose glótica com laser de corante pulsado de 585 nm. Ann Otol Rhinol Laryngol 2002;111:486-92
131. Mohsen MA. Técnica de vaporização por laser de CO2 como tratamento da leucoplasia oral: estudo clínico.
132. Gabrić D, Brailo V, Ivek A, Krpan K, Matulić N, Vrdoljak DV, Baraba A, Vučićević Boras V. Avaliação do inovador laser Er: YAG controlado digitalmente no tratamento cirúrgico da leucoplasia oral - um estudo preliminar. Ata Clinica Croatica. 2019 Dec 1;58(4.):615-20.
133. Im NR, Kim B, Kim J, Baek SK. Tratamento da leucoplasia oral com um laser de díodo pulsado de 532 nm. Lasers médicos; Engenharia, pesquisa básica e aplicação clínica. 2019 Jun 30;8(1):39-42.

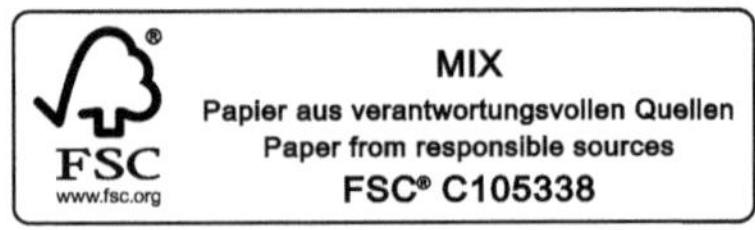

Printed by Books on Demand GmbH, Norderstedt / Germany